Akupunktur
in der Geburtshilfe

Franz Koettnitz

Akupunktur in der Geburtshilfe

Ein naturwissenschaftlich orientiertes
Lehrbuch

 Ferdinand Enke Verlag Stuttgart 1997

Dr. med Franz Koettnitz
Frauenarzt, Dipl.-Pädagoge
Oberarzt der Frauenklinik
Ev. Bethesda-Krankenhaus
Heerstraße 219, D-47053 Duisburg

Die Deutsche Bibliothek – CIP-Einheitsaufnahme

Koettnitz, Franz:
Akupunktur in der Geburtshilfe :
ein naturwissenschaftlich orientiertes Lehrbuch / Franz Koettnitz.
– Stuttgart : Enke, 1997
   ISBN 3-432-29791-2

© 1997 Ferdinand Enke Verlag, P.O. Box 30 03 66, D-70443 Stuttgart
Printed in Germany
Schrift: 11/12 Zapf Chancery PC
Druck: Zechnersche Buchdruckerei, D-67346 Speyer

Inhalt

Einführung

Akupunktur als alternative Ergänzung zur Schulmedizin hat heute unstreitbar einen festen Platz in fast allen Ländern der Welt eingenommen. Trotz dieser medizinischen Alltäglichkeit ist die Kontroverse zwischen Schulmedizin und Akupunktur noch lange nicht ausgefochten. Die Anerkennung der Akupunktur als ebenbürtige medizinische Leistung neben den schulmedizinischen Verfahren zu erreichen, ist erklärtes Ziel der Anwender.

Dem im Umgang mit diesem Thema unerfahrenen Leser sei zu seiner Verblüffung gleich zu Anfang gesagt, daß er jetzt und sofort mit Akupunktur in der Praxis beginnen kann; daß er jetzt und sofort Patienten mit Akupunktur behandeln kann – Voraussetzung ist lediglich, daß er zur Berufsgruppe der Ärzte, Hebammen oder Heilpraktiker gehört. Der definitive Stand ist, daß es keinerlei Vorschriften, Ausbildungsverordnungen oder gar staatlich organisierte Prüfungen zur Akupunktur bei uns gibt, so daß die Berechtigung zur Anwendung und Berechnung gegenüber den Patienten an nichts als den Willen des Behandlers zur Akupunktur gebunden ist (schriftliche Auskunft der Bundesärztekammer und der Bundes-KV, Januar 1997). Damit steht auch fest, daß „Diplome" und „Ausbildungsbescheinigungen", die von den verschiedenen Veranstaltern angeboten werden, keinerlei offiziellen Nachweischarakter haben.

Macht man sich mit dem Gedanken vertraut, eine Ausbildung in Akupunktur aufzunehmen, hat man rasch die Qual der Wahl. Im Deutschen Ärzteblatt findet man bis zu 20 verschiedene Kursangebote zur Akupunkturausbildung in einer einzigen Ausgabe.

Wer bietet eigentlich was an? Womit fängt man am besten an? Welche Arbeitsgruppe garantiert eine vernünftige Ausbildung? Wie kann man die Spreu vom Weizen trennen?

Fragen, die man sich angesichts der Fülle des Angebotes stellt. Eine Orientierung anhand der per Inserat angebotenen Ausbildungsmöglichkeiten ist für den Einsteiger schwer, da oftmals auch wiedersprüchliche Inhalte mit oder ohne Bezug zu renommierten Institutionen wie der WHO gemacht werden (1-7).

Die verwirrende Vielfalt und Fülle von Institutionen, Organisationen und Vereinen, die „DIE AUSBILDUNG" in Akupunktur anbieten, ist kein rein deutsches Phänomen. Auch andere Länder, allen voran Frankreich, welches sich als Mutterland europäischer Variationen der traditionellen chinesischen Medizin bezeichnen darf, bietet mit nahezu 50 verschiedenen

Gesellschaften zur traditionellen chinesischen Medizin ein getreues Abbild der Variantenspannweite, die für diese Therapieform in Europa inzwischen charakteristisch ist (8). Pflegen die europäischen Schulen bei näherem Betrachten doch recht unterschiedliche Konzepte zur klinischen Anwendung der Akupunktur, so könnte man zumindest glauben, innerhalb Chinas gebe es diesbezüglich einen Konsens. Doch auch dort gibt es eine große Zahl verschiedener „Schulen" traditioneller chinesischer Medizin, die die Individualität dieser Medizin nicht nur in der Anwendung, sondern auch in der Lehre dokumentieren (53).

Woher kommt diese Vielfalt? Woher kommen die verschiedenen Ansichten bezüglich Lehre und Ausübung von Akupunktur? Wie läßt sich diese Uneinheitlichkeit angesichts der doch „bekannten", „mehrere tausend" Jahre alten Kultur des chinesischen Volkes erklären?

Eine Antwort auf diese Frage findet man nur, wenn man sich neben der Beschäftigung mit Akupunktur, auch mit der Geschichte Chinas und darin eingebettet mit der traditionellen chinesischen Medizin beschäftigt. Die Geschichtsbetrachtung ist unabdingbar notwendig, um die heutige Praxis der traditionellen chinesischen Medizin innerhalb und außerhalb Chinas einschätzen zu können.

1 Die Geschichte der chinesischen Medizin im Kontext der politischen Geschichte Chinas

1.1 Die neuere Geschichte

Einen Beginn für die neuere Geschichte Chinas mit Jahresdatum festzulegen, ist schwierig. Es bietet sich das Jahr 1911 mit der Ausrufung Sun Yatsen (Dezember 1911) zum provisorischen Präsidenten der neuen Republik, oder das Jahr 1912 mit der Abdankung des letztes Kaisers (12. Februar 1912) an (9).

Der Bruch zwischen dem alten und neuen China war durch die politischen Verhältnisse der letzten 50 – 100 Jahre vorbereitet worden. In dieser Zeit mußten die Chinesen unter Führung ihrer letzten Fremdherrschaftsdynastie, der Manchu, erkennen, daß die Pflege von Traditionalismus und Neotraditionalismus unter ehrerbietigem Hinweis auf die konfuzianische Idee nicht ausreichte, um sich in einer modernen Welt behaupten zu können. England hatte mit seiner Kolonialisierung Indiens und der Abschöpfung des chinesischen Silbers unter anderem durch kräftigen Import von Opium aus Indien nach China (9) seine Überlegenheit (trotz zahlenmäßiger Unterlegenheit) durch die Nutzung des technischen westlichen Fortschrittes unter Beweis gestellt. In gleicher Weise demonstrierten die Japaner bei deutlicher zahlenmäßiger Unterlegenheit ihre militärische Stärke, aufgrund einer frühzeitigen Annahme der westlichen technischen Revolution gegenüber China. Die Besetzung großer Teile Chinas vom Ende des letzten Jahrhunderts bis 1945 war für alle Chinesen ein ständiges und beredtes Zeugnis für die eigene Rückständigkeit und die innovative Kraft der neuen naturwissenschaftlich-technischen Kultur der westlichen Welt (10). Für China, das sich nun nach der Lösung von einer fast 4000jährigen Kulturgeschichte in die Moderne aufmachen wollte, hieß das neue **Losungswort „Wissenschaft"** (11, Seite 189). Die gesamte Politik der zunächst ausgerufenen Republik China und der später dann folgenden Volksrepublik China war auf die Durchsetzung von Wissenschaftlichkeit in allen Bereichen bedacht. So schrieb Mao Tse-Tung im Jahre 1940: „Die neue demokratische Kultur ist wissenschaftlich. Sie richtet sich gegen alle feudalen und abergläubischen Anschauungen, will die Wahrheit in den Tatsachen suchen, tritt für die objektive Wahrheit, für die Einheit von Theorie und Praxis ein" (11, Seite 190).

Diese Wissenschaftlichkeitsbestrebungen bezogen selbstverständlich auch die **Wertung der traditionellen chinesischen Medizin** mit ein. So formulierte schon 1914 der zuständige Minister für Erziehungswesen ganz eindeutig:

„Ich habe mich entschieden, die chinesische Medizin abzuschaffen und auch keine chinesischen Arzneimittel mehr anzuwenden" (11, Seite 207). Noch krasser wurde dies von T'an Chuang 1941 als einem der führenden Marxisten in China formuliert:" Die traditionelle chinesische Medizin ist ein jahrtausendealter Misthaufen" (nach 11, Seite 208).

Es bleibt also eindeutig festzuhalten, daß die traditionelle chinesische Medizin und damit verbunden auch die Akupunktur eine Zeit bis Ende der 50er Jahre durchlebte, in der sie von Staats wegen geächtet war und nur im Verborgenen weiterlebte. Leider wird dieses sehr sehr wichtige Kapitel zur Darstellung traditioneller chinesischer Medizin in China heute (verständlicherweise!?) fast immer ignoriert und auch von westlichen Autoren geflissentlich übersehen.

Um 1960 stellten sich jedoch bereits Probleme bei der Bevölkerungsversorgung ein, und es zeigten sich erste Schwierigkeiten in der Lenkung der westlich ausgebildeten Ärzte (Lempton 1974, nach 11, Seite 204). In Er-

mangelung eigener Ausbildungsstätten mußten die angehenden Natur-
wissenschaftler, auch die Ärzte, zum Studium ins Ausland. Sie lernten dort
neben naturwissenschaftlicher Theorie und Praxis auch demokratische
Gesellschaftssysteme kennen. Es ist unschwer vorstellbar, welcher politische Sprengstoff hinter der Tatsache steckt, daß aus dem Ausland zurück-
gekehrte Ärzte sich nicht nur medizinisch, sondern auch politisch betätig-
ten. Dies zu einem Zeitpunkt, da es im aufstrebenden chinesischen Kom-
munismus selbstverständlich war, nicht mehr als einen Abend pro Woche
im Familienkreise zu verbringen, da der Rest der Arbeits- und Schlafens-
zeit dem Arbeitskollektiv gehörte. Eine allmähliche Abkehr von der rein
naturwissenschaftlichen Ideologie zu einer marxistisch überformten Darstellung machte sich breit. Außerdem mußte dringend eine Lösung für die
medizinische Versorgung der Bevölkerung gefunden werden, der man
die traditionelle Medizin im weitesten Sinne weggenommen und bislang
keine ausreichende Alternative angeboten hatte.

So verkündete Mao Tse-Tung dann 1958 in einer berühmt gewordenen
Schrift, daß die (traditionelle) chinesische Medizin ein großartiges Schatzhaus sei. Anstrengungen sollten unternommen werden, dieses Schatzhaus freizulegen und in seinem Standard zu erhöhen (11, Seite 208). Es
fällt auf, daß hier nicht die Rede von einer Wiederbelebung der traditionellen chinesischen Medizin ist. Vielmehr wird schon zu Beginn einer
neuen Ära dieser traditionellen chinesischen Medizin festgehalten, daß
Anstrengungen notwendig sind, um dieses Schatzhaus zu heben. Neben
vielen anderen, die diese Rehabilitation der traditionellen chinesischen
Medizin zu erklären versuchen, weißt Unschuld, derzeit sicher der pro-
fundeste Kenner der traditionellen chinesischen Medizin darauf hin, daß
die Wiederaufnahme sicherlich auch mit der rasch erkannten guten Möglichkeit zu tun hatte, den bürgerlich-ideologischen Inhalten der westeu-
ropäischen Medizin einen ureigenen chinesischen Kontrapunkt gegenü-
berzustellen. Diese Tatsache der **Politisierung der traditionellen chinesischen Medizin** findet ihren mannigfachen Ausdruck in entsprechenden
chinesischen Darstellungen. Stellvertretend für diese Umformung und
Anpassung des alten Denkens an die neue Ideologie sei hier ein chinesischer Text nach Unschuld zitiert. Er stammt aus einer Darstellung der
Prinzipien der chinesischen Medizin vom Komitee der Hygieneabteilung
der Nachschubabteilung der Truppenabteilung Kanton (Peking 1972).
Dort heißt es: „Die Theorie der chinesischen Medizin von Yin Yang und
von den fünf Wandlungsphasen sind eine Art ursprünglicher Materialismus und spontaner Dialektik. In ihnen kommt der Widerstand gegen die
in Religion und Aberglaube enthaltene Lehre von der Existenz von Gei-

stern zum Ausdruck; sie beinhalten die Erkenntnis, daß die Welt aus Materie aufgebaut ist; sie enthalten das Wissen, daß alle Dinge miteinander in Beziehung stehen und daß in allen Dingen die beiden Kräfte Yin und Yang in gegenseitiger Abhängigkeit und in gegenseitigem Kampf vorhanden sind. ....

Daher müssen wir uns anstrengen, den ursprünglichen Sinn der Lehre von Yin und Yang und von den fünf Wandlungsphasen zu verstehen, und unter der Perspektive des dialektischen und des historischen Materialismus kritisch fortzuführen, um auf diese Weise die medizinische Schatzkammer unseres Vaterlandes noch besser freilegen zu können" (11, Seite 209).

In diesem Text wird deutlich, daß die neue Darstellung der alten Medizin ihre ureigene politische Betrachtungsweise einbrachte. So wie ausgeführt, soll die traditionelle chinesische Medizin Ausdruck des Widerstandes gegen Religion und Aberglaube gewesen sein. Dies entspricht nicht den Tatsachen. Wie anhand zahlreicher Beispiele aufgezeigt werden kann, ist die traditionelle chinesische Medizin aus historisch-wissenschaftlicher Sicht ohne **Dämonologie** und **Aberglaube** nicht erklär- und erkennbar. Diese Elemente sind untrennbar damit verbunden. Needham deckt wichtige Teile des zugrunde liegenden theoretischen Konzeptes, das noch heute von „berufenen Akupunkteuren" der ganzen Welt benutzt wird, klar als magisches Konzept auf (13, Seite 213). Die Anpassung an eine religionsfreie kommunistische Ideologie machte eine solche Uminterpretation jedoch notwendig. Erneut taucht auch hier die Aufforderung zum Arbeiten an diesem Gebäude auf. Dies unterstreicht, daß es keineswegs um eine reine Wiederbelebung der traditionellen Medizin ging.

Zusammenfassend kann man sagen, daß es sich bei der nach 1958 in China ausgeübten Praxis der traditionellen chinesischer Medizin (bis zum heutigen Tag) um eine **reformierte, politisierte Form** handelt, die neben einer raschen und quantitativ umfassenden Versorgung der Bevölkerung auch eindeutig politische Ziele beinhaltet. Diese Ideologisierung wird nicht nur innerhalb Chinas betrieben, sondern soll auch aus China heraus in die Welt getragen werden, was treffend von Unschuld (8) so formuliert wurde: „Die traditionelle chinesische Medizin, die in heutigen offiziellen Lehrbüchern der Volksrepublik China verbreitet wird, und die den in großer Zahl aus aller Herren Länder eingereisten Interessenten an chinesischer Medizin gelehrt wird, ist, ohne daß dies diesen Interessenten bewußt wird, eine marxistisch motivierte Kurzform eines ursprünglich sehr reichen und vielfältigen Corpus der Traditionen. Am Schicksal der unter chinesischer Leitung gegründeten und geführten Weltvereinigung der

Akupunkturgesellschaften (WFAS), wird zudem deutlich, daß die chinesische Politik einen direkten Einfluß darauf zu nehmen sucht, daß in allen Ländern, in denen Akupunktur ausgeübt wird, die aus der ideologischen Sichtweise allein legitimierte Version traditioneller chinesischer Medizin verbreitet wird (8, Seite 3)."

So ist aus historisch-medizinischer Sicht der „Spezialist", der sich rühmt, schon oft und viel in China gewesen zu sein, um dort traditionelle chinesische Medizin zu erlernen, ein uninformiertes Opfer politischer Indoktrination. Nach wie vor erfreut sich die unkritische, autoritätsgläubige ehrfürchtige Übernahme neuzeitlicher chinesischer Darstellungen zur Geschichte und zu den Prinzipien der traditionellen chinesischen Medizin bei westlichen „Spezialisten" großer Beliebtheit. Es gilt geradezu als „Markenzeichen", mindestens einen eigenen „Studienaufenthalt" in China nachweisen zu können. Naturwissenschaftliche und historische Exaktheit stören an dieser Stelle eher das Geschäft.

1.2 Alte Geschichte

Wenn es sich bei der heute in China praktizierten und von dort aus weitergegebenen Form der traditionellen chinesischen Medizin und der damit verbundenen Akupunktur nicht um die historische chinesische Medizin im engeren Sinne handelt, dann bleibt die Frage, wo die Wurzeln dieser Medizin zu finden sind. Dies läßt sich nur in einer kurzen Betrachtung der historisch-wissenschaftlich faßbaren Geschichte der chinesischen Medizin im Rahmen der chinesischen Geschichte beantworten. Auch hier ist eine kritische Betrachungsweise der Literatur angezeigt.

Die Darstellungen zur Geschichte der Akupunktur nehmen mit den aus dem Nachkriegschina herausgetragenen Ausführungen politisch zensierte Formen an, die politisch erwünscht, nicht aber unbedingt historisch richtig sind. Unzählige Beispiele aus der in deutscher und englischer Sprache veröffentlichten Literatur zur Darstellung der Geschichte der Akupunktur können belegen, daß hier die ideologisierte Form eindeutig die Oberhand behalten hat.

Ein Zitat der 1977 erschienenen **offiziellen Geschichte der chinesischen Akupunktur** von Fu Wei Kang (12) soll dies verdeutlichen. Neben einer nebulösen Umschreibung der Anfänge werden die neueren politischen Vorkommnisse wie folgt angegeben: „Im Jahre 1929, als die damals regierenden reaktionären Kuo-Min-Tang ihr Erziehungsprogramm einführten, das nur auf die Bedürfnisse der Imperialisten zugeschnitten war, gingen sie sogar soweit, durch einen Regierungserlaß die gesamte traditionelle chinesische Medizin in Schutt und Asche zu tun. Die kommunistische Partei Chinas hat schon immer die Wichtigkeit des wertvollen Vermächtnisses der traditionellen Medizin und Pharmakologie erkannt. Vor der Befreiung des Landes im Jahre 1949, als die Revolutionskriege ihren Anfang nahmen, waren die Akupunktur und Moxibustion als hochgeschätzte medizinische Methoden in den befreiten Landstrichen in Verwendung" (12, Seite 19).

Eindeutig wird hier den Kuo-Min-Tang die Schuld an der Mißachtung traditioneller chinesischer Medizin nach dem Sturz des Kaisertums zugesprochen. Die eigenen, aus den kommunistischen Reihen stammenden Kritiken, bis hin zu den entsprechenden Zitaten Maos, bleiben vergessen, werden sogar zum Gegenteil uminterpretiert. Auch die Tatsache, daß man im revolutionären Lager schlicht und einfach nichts anderes als die traditionelle chinesische Medizin zur Verfügung hatte, wird kaum erwähnt.

Deshalb soll ein kurzer Blick in die chinesische Geschichte eine sachgerechte Einordnung der Akupunktur im Rahmen der Medizingeschichte Chinas ermöglichen.

Die heute faßbare, historisch wissenschaftliche Geschichte Chinas beginnt irgendwann zwischen 1800 und 1600 vor Christus mit dem Auftauchen des **Volkes der Shang-Yin.** Die Shang sind als erste Hochkultur Chinas zu verstehen, die Schrift, Bronzeguß, Pferde- und Streitwagen, umwallte Städte und ein bereits recht hoch entwickeltes Herrschaftssystem kannten (9, Seite 27). Die Shang-Yin betrachteten sich als durchaus zivilisiertes Volk, das sich ständig gegen die Einfälle der ringsherum wohnenden „Barbaren" wehren mußte. Sie selbst waren allerdings auch nicht unbedingt zimperlich im Umgang mit Menschenleben, was sich z.B. in der Tatsache zeigt, daß Frauen und Gefolge eines Königs der damaligen Zeit beim Ableben des Herrschers enthauptet wurden und ihm ins Grab folgten. Teils aus rituellen, teils aus „praktischen" Gründen, da der Verstorbene eine Versorgung im Jenseits brauchte.

Eine eigenständige Medizin gab es während der Shang-Zeit noch nicht. Dinge, die sich mit medizinischen Betätigungen im weiteren Sinne in Verbindung bringen lassen, sind einerseits ausgedehnte sexuelle Riten, wie sie auch in späteren historischen Zeiten durchaus immer wieder in China gepflegt wurden (13, Seite 143), und die **Befragung des Orakels** mit Hilfe von Inschriftenknochen. Alle nur denkbaren Fragen des täglichen Lebens wurden mit Hilfe der Orakel-Knochen und Orakel-Schildkrötenpanzer beantwortet. Man ritzte oder bohrte Löcher in die Knochen und setzte sie der Hitze aus, um eine Ausbildung von Rißlinien zu provozieren. Aus diesen Rißlinien wurde dann vom Kundigen das Orakel gelesen. Ob die eingeritzten Schriftzeichen schon vor oder erst nach dem Aussetzen der Hitze auf Panzer und Knochen vorhanden waren, läßt sich heute nicht mehr eindeutig klären (9, Seite 32; 11, Seite 19).

Zu einer evtl. Volksmedizin der Shang existieren keine Quellen. Die herrschende Schicht befaßte sich mit Krankheit in unserem heutigen Sinne unter einem völlig anderen Verständnis. Es gab nur wenige Krankheiten, die jedoch verschiedene Symptome zeigten. Eine dieser bedeutendsten Erkrankungen war „Verfluchung durch einen Ahnen „oder „Schlag eines Dämomen" (11, Seite 20/21). In einer kurzen soziologischen Betrachtung bringt Unschuld (11) den Ahnenkult der Shang in Verbindung mit den traditionellen Ackerbaugesellschaften der Gegenwart, wie sie in Mittel- und Südamerika oder in Afrika noch zu finden sind. Er zeigt hier die grundsätzlichen Möglichkeiten der sozialen Kontrolle auf, die mit einem solchen ahnenorientierten Orakelsystem für die herrschende Klasse verbunden sind.

Die Dynastie der Shang-Yin wurde etwa um 1100 vor Christus (das genaue Datum ist unsicher) von der **Dynastie der Chou** abgelöst. Bis 221 v.Chr. kam es zu fast 900 Jahren ununterbrochener Dynastiegeschichte, der längsten Dynastiegeschichte Chinas. Sie wird in eine frühe westliche bis 771 v.Chr. und eine spätere oder östliche (771 bis 221 v.Chr.) Periode eingeteilt. Die Benennung der beiden Perioden richtet sich nach dem Sitz der damaligen Hauptstädte. Während der westlichen Chou wurde das Reich bereits in Lehen aufgeteilt und nach Süden erweitert.

Die südliche Dynastie brachte einen politischen Polizentrismus durch den Verband der Lehensstaaten, der letztendlich von 481 bis 221 v.Chr. durch die Zeit der kämpfenden Reiche diese Dynastie zu Fall brachte. Trotz dieser sehr bewegten Zeit stammen die bedeutendsten philosophischen Schulen vor allen Dingen aus der zweiten Chou-Epoche. Neben der Tatsache, daß in der chinesischen Geschichtsschreibung ein Abschnitt dieser Zeit als „Zeit der 100 Philosophenschulen" beschrieben wird, wodurch die sehr rege geistige Situation treffend charakterisiert wird, sollen zwei Namen aus der Geistesgeschichte herausgegriffen werden, die besondere Bedeutung für die Medizin der folgenden Jahrtausende hatten. Zum einen war es **Kung Tse** (lat. **„Konfuzius"**), zu dem es keine gesicherten Lebensdaten gibt. Er muß irgendwann zwischen 450 bis 350 v.Chr. gelebt haben und ist als Begründer des Konfuzianismus bekannt. Ein zweiter Name aus dieser Zeit ist der des **Lao-Tse**, der etwa 400 bis 300 v.Chr. gelebt haben soll. Es wird ihm eine Begegnung mit Konfuzius nachgesagt, und vom Inhalt der Gespräche zwischen beiden berichtet.

Die **Medizin dieser Zeit** lieferte die Grundlagen für die Medizin der folgenden Jahrtausende. Das dämonenmedizinische Konzept wurde ausgebaut und perfektioniert. Die Abwehr der bösen Geister war vorwiegend über Amulette möglich. Unklar ist, inwieweit eine Beschreibung von Sun-Zun Yao (Arzt, ungefähr 580 bis 680 n.Chr.) zutrifft, der von einem Arzt aus dem 5.Jahrhundert vor Christus berichtet, der die **13-Punkte-Nadelung** erfunden haben soll, die bei dämonenbedingten Erkrankungen anzuwenden sei. Die gefundenen Einstichpunkte werden mit entsprechenden Bezeichnungen wie Dämonenlager, Dämonenweg oder Dämonenruhestatt versehen, um sogleich auch Wege für die Therapie aufzuzeigen, die in einer Vertreibung der Dämonen durch die eingestochene Nadel bestand (11, Seite 42).

Während der zweiten Hälfte der Chou-Dynastie wurde von Tsu Yen (ca. 300 v.Chr.) die **philosophische Grundlage für die Entsprechungsmedizin** gelegt. Offenbar Kraft eigener Eingebung schuf er die Lehre von den fünf Elementen, die bis zum heutigen Tage hartnäckig als Grundlage der traditionellen chinesischen Medizin verteidigt wird (11, Seite 52).

100 Jahre zuvor hatte eine andere Philosophenschule die **Naturbeobachtung des Dualistisch-Gegensätzlichen** zur Grundlage ihrer Lehre gemacht. Man fand bei genauerer Betrachtung der Natur, daß diese sich offenbar immer aus Gegensätzen aufbaute. Von der Grundbeobachtung ausgehend, daß das Tal den Berg braucht, um Tal zu sein und der Berg das Tal braucht, um Berg zu sein, wurde die **Lehre von Yin und Yang geschaffen.** Nur in der völlig gleichberechtigten Vereinigung beider Kräfte sah man die Idealform, die naturgegebene Existenz.

Ebenfalls zum medizinischen Bereich können die auch schon in dieser Zeit lebhaft gepflegten Sexualpraktiken gehören, die trotz konfuzianischer Widerstände schon aus der Shang-Zeit überliefert waren. Letztendlich ging es darum, daß der Mann im Geschlechtsakt „Feinstofflich-Lebensverlängerndes" aufnehmen konnte, um es in seinem Körper zu sammeln. Er durfte dabei nicht zum Erguß kommen und mußte die Partnerin so häufig wie möglich wechseln. Am Ende hatte er den Erguß durch Masturbation herbeizuführen und die Peniswurzel mit einem Griff abzuklemmen, damit die Ejakulatio nach retrograd in die Blase erfolgen konnte. Von dort aus, so glaubte man, konnte nun das Feinstofflich-Lebensverlängernde im Körper des Mannes aufsteigen. Ob derartige Sexualtechniken u.a. der sozialen Kontrolle innerhalb der Polygamie galten bleibt entsprechenden Betrachtungen vorbehalten. Aus sozial- und sexualhygienischer Sicht scheint ein solches Denken jedoch durchaus logisch (13, Seite 143).

Nach den Wirren der ausklingenden Chou-Zeit gelingt es dem **Ch'in-Kaiser** alle bis dahin unabhängigen Königreiche zu unterwerfen. Er krönt sich 221 v.Chr. zum **ersten Kaiser Chinas** und nennt sich Shih Huang-Ti (d.h. frei übersetzt: Der gelbe Kaiser (der die Ahnen verehrt)). Trotz kurzer Regierungszeit, nur bis 207 v.Chr., schuf er wichtige Grundlagen für die weitere Entwicklung Chinas. Unter seiner Herrschaft wurde die Schrift uniformiert, indem die sogenannte kleine Spiegelschrift als allgemein verbindlich eingeführt wurde. Er verbesserte das Verkehrswesen u.a. dadurch erheblich, daß er für den Wegebau und Wagenbau eine einheitliche Standardspurbreite vorschrieb (9, Seite 75).

Für die Medizin ist diese Zeit ebenfalls sehr wichtig. Offenbar auf Veranlassung von Shih Huang-Ti wurde mit der Kompilation des **Medizinbuches Huang-Ti-Nei-Ching** begonnen, das in etwa mit: „des gelben Kaisers Klassiker des Inneren", übersetzt werden kann (11, Seite 56). Dieses Buch, das heute sehr häufig als „die Bibel der Akupunktur" bezeichnet wird, ist keineswegs nur in dieser Zeit geschrieben, sondern wie neuere Forschungen zeigen, als Werk der Medizingeschichte bis fast 800 nach Christus zu betrachten (11). Nach konfuzianischem Denken wird hier die Medizin als **Spiegel des hierarchisch gegliederten Staatswesen** gesehen. Konfuzius, dessen Ideal die hierarchisch gegliederte Herrschaftsform war, deren Konstrukte sich bis in die Familie hinein verfolgen ließen, beschreibt und überträgt diese Sichtweise auch auf den Körper. Für ihn ist der Körper ein hierarchisch gegliedertes Wesen, dessen Störungen nur erkannt und behoben werden können, wenn dies entsprechend der hierarchischen Gliederung der Organe geschieht. Nach konfuzianischem Denken bedarf es keiner spezialisierten Ärzte; jeder junge Mensch hat vielmehr Zeit seines Lebens die Pflicht, sich intensiv mit medizinischen Dingen auseinander zu setzen, damit er mit diesem Wissen den Eltern im Alter (bei Bedarf) beistehen kann. Viele berühmte Männer der nachfolgenden Jahrhunderte, die in dieser konfuzianischen Tradition standen, betrachteten es als beleidigend wenn sie als Ärzte bezeichnet wurden, war es doch ihre heiligste und höchste konfuzianische Pflicht, als Kind den Eltern mit ihrem Wissen zu dienen.

Von 206 v. Chr. bis 581 n.Chr. gab es politisch zunächst eine durch fast 400 Jahre **Han-Dynastie** gekennzeichnete Aera. In dieser Zeit wurden bedeutende **Kommentare** zu den in den vorherigen Perioden entstandenen

Grundlagentexten erarbeitet. Politisch erscheint der dann folgende Abschnitt bis 581 n.Chr. sehr bewegt, gipfelt er doch einmal in einer Dreiteilung des Kaiserreiches von 221 bis 280 n.Chr.. Politisch und medizinisch wichtig in dieser Zeit ist das Auftauchen des **Buddhismus** in China, der seit dem 1. Jahrhundert nicht nur religiöse, sondern das gesamte chinesische Leben erfassende Elemente mitbringt.

Die **Medizin** wird um buddhistische Elemente erweitert, Buddha als der „König der Ärzte" verheißt den Übergang zum Nirwana als den Zustand absoluter Gesundheit. Aus dem afghanischen und indischen Raum kommt es zum Kontakt mit der sogenannten **Tri-Dosa-Lehre** der **Ayurveda-Medizin,** die mit Wind, Galle und Schleim als krankmachenden Elementen arbeitet. Im Zusammenhang mit dem Buddhismus haben wir es erstmals mit einer Beeinflussung des medizinischen Denkens in China im Schlepptau missionarischer Bemühungen zu tun.

Nach der nur kurzen Periode der **Sui-Dynastie** von 581 bis 618 n.Chr. kommt es zu einer Reichsfestigung unter den Tang, die ihre Dynastie bis 906 n.Chr. auf den Thron halten können. Eine Öffnung Chinas zu anderen Kulturen hin, die Blüte von Kunst und Verwaltung dienen einer Gesamtfestigung des Staates.

Medizinisch ist diese Zeit von einer **Belebung der Drogenkunde** gekennzeichnet, der Pluralismus chinesischer, indischer und afghanischer Heilsysteme wird dem Betrachter der Geschichte deutlich vor Augen geführt.

Die Zeit von 906 bis 960 n. Chr. war eine Zeit der Zerissenheit, die mit dem Begriff der **„Zeit der Fünf Dynastien"** assoziiert wird. Danach folgten die Sung, die Chin und die mongolische Fremdherrschaft unter den Huan, die 1214 nach Christus begann und 1398 endete.

Needham (13) datiert in diese Zeit die **Verwendung kristalliner Urinprodukte** und beschreibt dies als Vorläufer einer Hormontherapie. Ob man angesichts der traditionellen Erklärung für eine solche Therapie, die nicht auf eine reine Empirie zurückzuführen war, von einer gezielten Hormontherapie sprechen kann oder nicht, bleibt dem Leser überlassen. Neben dem weiteren Ausbau der Drogenkunde erstarkt in diesem Zeitraum auch die Körperbetrachtung im Sinne der **Kosmobiologie,** die einen Spiegel der Jahreszeiten in der Aktivphase von Organen sieht. Ebenfalls in diese Zeit fällt die eigentliche **Ausdifferenzierung der Bahnentheorie,** die die gefundenen Einflußpunkte (der Akupunktur) miteinander verbinden, um das Konzept einer körperdurchziehenden Kommunikationsbahntheorie zu vervollkommnen.

Mit Beginn der Ming-Epoche, die von 1368 bis 1636 andauert, gelingt es den Chinesen die mongolische Fremdherrschaft zurückzudrängen. Chu Yüan-Cha, ein Bauernsohn und Heerführer, kann sich im Rahmen dieser Geschehnisse zum ersten Kaiser der Ming-Dynastie ausrufen lassen. Politisch ist diese Zeit u.a. auch durch die Erhebung des Neokonfuzianismus zur Staats- und Gesellschaftsphilosophie und eine Demokratisierung der Beamtenlaufbahn gekennzeichnet (11, Seite 151). Ebenfalls in dieser Zeit, nämlich 1562, erreicht der italienische Jesuit Matteo Ricci den Ort Macao und geht 1601 weiter nach Peking. Die folgende **Ch'ing-Epoche** bedeutet erneut eine Fremdherrschaft für China. Die Mandschuren halten von 1636 bis 1912 den Kaiserthron Chinas inne.

Das **medizinische Denken der Ming-Zeit** ist u.a. durch eine ausgiebige Betrachtung der Einheit von menschlichem Geist und Universum gekennzeichnet. Moralisch einwandfreies Handeln gemäß den konfuzianischen Vorstellungen führt letztendlich zu einem vollkommenen körperlichen und geistigen Wohlbefinden. Außerdem erscheint 1596 das große **Arzneibuch von Li Shih-Chen,** in dem nahezu 1000 Pflanzen und 1000 Tiere in unerschöpflichen Details geschildert werden. Im Anhang dieses Werkes findet man über 8000 Rezepte (13, Seite 78). Erheblichen Einfluß auf die chinesische Medizin können die Jesuiten nicht nehmen. Ihre Erfolge sind vor allen Dingen auf dem Gebiet der Kalenderwissenschaft und Astronomie zu finden. Die Dämonologie bleibt wichtiger Bestandteil medizinischer Ausführungen, wie bei Unschuld (11, Seite 64) mit der Übersetzung eines Kommentars von Chang Chi Pen zu den Ausführungen des Huang-Ti-Nei-Ching beschrieben.

Für die Medizin bedeutet der Wandel des Herrscherhauses zeitweise eine Rückkehr zur reinen Betrachtung der alten Meister, mit deutlicher Kritik an der vor allem in der Sung-Zeit (Neo-Konfuzianusmus) eingeführten Interpretationen (11, Seite 156). Gegen Ende des Jahrhunderts beginnt eine dritte Glaubensgemeinschaft Medizin mit nach China zu bringen. Die **evangelische Kirche** faßt in den ersten Jahren des 1900 Jahrhunderts langsam Fuß in China. So eröffnen Robert Morrison, der erste protestantische Missionar in China, und J. Livingston, ein Arzt der East-India Kompanie, 1820 eine Apotheke in Macao (11, Seite 194). Diese Tätigkeit der evangelischen Kirche bezieht sich jedoch vorwiegend auf die Ausübung missionarischer Praxis. Die Medizin, die in den meisten Fällen für die chinesische Bevölkerung eine wichtigere Rolle als die Glaubensverkündigung spielt, erhält dadurch Lockfunktion. Wie den Ausführungen bei Unschuld (11, Seite 196 ff) zu entnehmen ist, machen sich evangelische Missionare um eine Optimierung der Verbindung von missionarischer Tätigkeit und Medizin Gedanken. Sie praktizieren nur, wenn die Gläubigen zuvor in der Kirche waren, verteilen sozusagen Behandlungsberechtigungsscheine im Gottesdienst, setzen Prediger ins Wartezimmer des Arztes und halten dazu an, nur Leichtkranke zu behandeln, damit man auch deren Seelenheil retten könne, da die Schwerkranken ohnehin verloren seien und dem Missionar nur Sorgen und Mühe machten. Eine der ersten Universitätskliniken westlicher Prägung wurde in den 20er Jahren unseres Jahrhunderts in Shantung von der evanglischen Kirche gegründet, das „Shantung Christian University Hospital (14)".

Dieser stichwortartige Überblick über die chinesische Geschichte und die darin eingebettete chinesische Medizingeschichte soll zeigen, daß die Geschichte der traditionellen chinesischen Medizin keineswegs die **Geschichte der Akupunktur** bedeutet und umgekehrt. Akupunktur ist Teil eines wesentlich komplexeren, durch die Jahrhunderte in vielfältiger Weise abgewandelten Heilkonzeptes. Dieses läßt sich historisch-wissenschaftlich als magisches Gedankengebäude erkennen, welches eng mit den sozio-ökonomischen Bedingungen der Entwicklung des chinesischen Volkes verbunden ist.

Akupunktur wurde erst aufgrund der politischen Bedürfnisse und Eigenheiten der neueren Zeit auf einen Sockel gehoben, auf dem sie während der Geschichte niemals gestanden hat. Demjenigen, den die Medizingeschichte Chinas näher und ausführlicher interessiert, sei die Lektüre des Buches „Medizin in China" von Paul Unschuld (11) dringend ans Herz gelegt. Aus dieser Arbeit wurde hier vorwiegend zitiert, da sie aus medizinhistorischer Sicht die zur Zeit sicherlich kompetenteste Zusammenfassung auf wissenschaftlicher Basis darstellt.

2 Theorien, Ordnungsgrundlagen und Gesamtbild der traditionellen chinesischen Medizin

2.1 Die Yin-Yang-Lehre und die Monade Tai Chi

Wenn man sich mit dem Denken und Handeln der traditionellen chinesischen Medizin auseinandersetzen will, so muß man sich zum Verständnis der Texte mit einem Mindestmaß an Vorstellungsgebäuden der damaligen Zeit vertraut machen. Die beiden wichtigsten, die Lehre von Yin und Yang und die Fünf-Elemente-Lehre, seien hier herausgegriffen.

Wie schon im Geschichtsteil ausgeführt, ist der Ursprung der **Yin-Yang-Lehre** etwa in das 4. Jahrhundert vor Christus zu datieren. Eine Philosophenschule hatte die Erkenntnis der Komplementarität und des Dualismus der Dinge in der Natur zur Grundlage ihrer Betrachtung gemacht. Ausgehend vom Tal, welches den Berg zu seiner Existenz braucht und umgekehrt dem Berg, welcher das Tal zu seiner Existenz braucht, fand man unzählige solcher gegensätzlicher Naturerscheinungen, die einander benötigen, um überhaupt existent zu sein. Yin-Yang Begriffspaare sind, um nur einige Beispiele zu nennen:

Yin	Yang
Erde	Himmel
Kalt	Warm
Tal	Berg
Tief	Hoch
Mond	Sonne
Dunkel	Hell
Schwach	Stark
Frau	Mann

Die Polaritäten sind nicht mit unserem westlichen Erziehungs- und Denkmodell der Gegenüberstellung zu erfassen, sondern müssen als notwendige Gegensätze, die zur Einheit im Tai Chi verschmelzen, betrachtet werden. Symbol hierfür ist die Monade, wie sie nachfolgend abgebildet ist, die in prägnanter Weise das Grundprinzip der Yin Yang Lehre verdeutlicht:

Die Monade TAI CHI

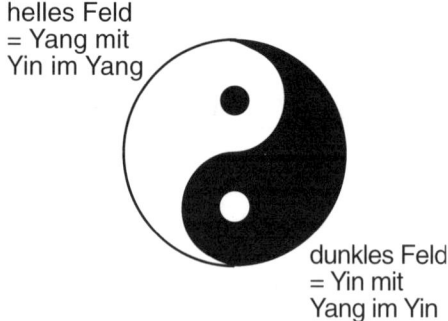

helles Feld
= Yang mit
Yin im Yang

dunkles Feld
= Yin mit
Yang im Yin

Das dunkle Yin-Feld und das helle Yang-Feld ergänzen sich zusammen zur runden Monade, wobei die runde Form Ausdruck der Vollkommenheit des Zusammenspiels beider Felder bedeutete, eben „das Tai Chi", welches bei vollkommender Ausgewogenheit der Kräfte erlebt werden kann. Der dunkle Punkt im hellen Feld und der helle Punkt im dunklen Feld symbolisieren den Yin- bzw. Yang-Anteil, der im anderen als Teil des Gegenüber nach diesen theoretischen Überlegungen auch noch zu finden ist, so daß beide Anteile letztendlich untrennbar miteinander verbunden sind.

Eine Übertragung auf die Medizin ist in den Bereichen möglich, in denen das Grundpostulat eine Harmonie in der Ausgewogenheit zwischen zwei Zuständen voraussetzt. So wohnen nach dieser traditionellen Auffassung dem Körper beide Kräfte, sowohl die Kraft Yin als auch die Kraft Yang, in ausgewogenem Maße inne. Kommt es zum Überwiegen der einen oder anderen, oder zu Mangelzuständen der einen oder anderen Kraft, resultieren daraus Befindensveränderungen, die nach außen hin durch Krankheitssymptome sichtbar werden. **Aufgabe des Arztes** ist es in diesem Konzept , mit diagnostischen Methoden Störungen zu erfassen und dann durch geeignete Maßnahmen, wie dem Erstellen von Drogenrezepten oder auch dem Akupunktieren, dieses verlorene Gleichgewicht wiederherzustellen.

2.2 Die Lehre von den fünf Elementen

Dieses zweite, wichtige theoretische Denksystem, das von Tsou Yen um etwa 300 vor Christus geschaffen wurde, wird vielfach auch als **System der fünf Wandlungsphasen** bezeichnet. Denkgrundlage war eine Fünf-Einheit aus den Elementen Feuer, Erde, Metall, Wasser und Holz, wobei diese Elemente untereinander in einer festen Beziehung gesehen wurden:

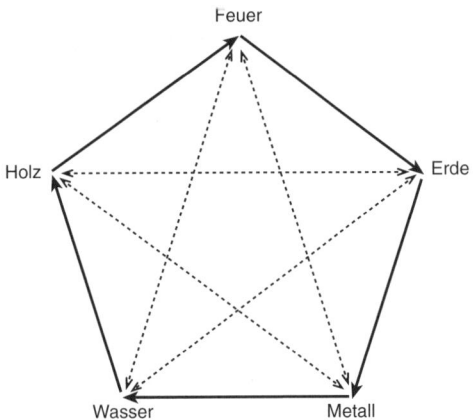

Die fünf Elemente wurden mit ihrer Beziehung untereinander sozusagen als **Grundprinzip der Wirkung der Dinge untereinander verstanden.** Unter den zahlreichen Ausführungen ist die gängigste Vorstellung die, daß das Feuer die Erde erwärmt oder Erde hervorbringt, in dem es Stoffe verascht und die Asche als neue Erde betrachtet wird; die Erde bringt das Metall hervor, welches für die damalige Zeit eine sehr wichtige Bedeutung hatte; das Metall wiederum bringt Wasser hervor, wobei es hierfür die verschiedensten Erklärungsansätze gibt. So wird zum einen erklärt, man habe beim metallurgischen Arbeiten beobachtet, daß sich die heißen Dämpfe im Schwalch niederschlagen und als Kondenzwasser wieder an den Wänden herabfließen, was zur Schlußfolgerung geführt haben soll, daß beim Verkochen von Metall auch in der Natur (Vulkanismus) Wasser entstünde. Eine andere Überlegung geht dahin, daß man das Niederschlagen von Tau auf nachts ausgebrachten Metallschalen so interpretiert habe, daß aus der Verbindung von Metall mit Luft unter bestimmten Bedingungen Wasser entstünde. Wasser wiederum ist notwendig, um das Holz am Wachsen zu halten und Holz ist notwendig, um das Feuer zu unterhalten. Damit ist ein Zyklus geschlossen, der dokumentiert, daß die Dinge alle gegenseitig voneinander abhängen.

Man muß sich diesen 5er-Zyklus als einen **labilen Gleichgewichtszustand** auf einer Spirale vorstellen. Gerät ein Glied dieser labilen Situation aus dem Gleichgewicht, z.B. das Feuer, so provoziert es ein Erwärmen der Erde über das normale Maß hinaus, die Erde produziert mehr Metall, mehr Metall führt zu mehr Wasser, mehr Wasser zu mehr Holz, mehr Holz zu noch mehr Feuer, so daß sich hier die Dinge auf der Spirale nach oben schrauben. Gleiches kann mit Mangelzuständen geschehen. Ist zu wenig Wasser da, wächst das Holz schlechter und es kommt zu einem geringeren Feueraufkommen und zu einem konsekutiv zu schwachen Erwärmen der Erde usw., was den labilen Zustand auf der Spirale nach unten gleiten läßt.

Ziel des Eingreifens in jeder Situation, auch in medizinischen Bereichen muß es also sein, die Einzelglieder so zu diagnostizieren und zu therapieren, daß der zuvor postulierte Gleichgewichtszustand wieder erreicht wird.

Dieses System wird nun auf das gesamte Leben, die beobachtete Natur, einfach auf alles, was sich irgendwie in 5er Kategorien bringen läßt, angewandt, auch auf die Medizin. Bäume und Sträucher, Tiere und Farben, Jahreszeiten und Tageszeiten, Menschen und mythische Kaiser der Vorzeit werden dem System untergeordnet. Wenige Beispiele sollen dies verdeutlichen.

Elemente	Geschmäcker	Planeten	Wetter	Farben	Organe
Feuer	Bitter	Mars	Hitze	Rot	Zunge
Erde	Süß	Saturn	Donner	Gelb	Mund
Metall	Scharf	Venus	Kälte	Weiß	Nase
Wasser	Salzig	Merkur	Regen	Schwarz	Ohr
Holz	Sauer	Jupiter	Wind	Grün	Auge

Für die Medizin heißt dies , daß eine Verschlechterung der Höhrleistung diagnostisch auf eine Minderleistung der Nase oder sogar des Mundes oder der Zunge oder des Auges zurückgeführt werden kann. Die Therapie muß sich danach ausrichten, um die Leistung des Ohres wieder zu erreichen.

Dieses Fünf Elemente-System, welches bis zum heutigen Tage von vielen „Akupunktur-Spezialisten" als unabdingbare Voraussetzung für die Arbeit mit Akupunktur dargestellt wird, war schon im Laufe der chinesischen Geschichte immer wieder heftigster Kritik ausgesetzt. Einer der berühmtesten Kritiker war Wang Chung, der im 1. Jahrhundert nach Christus die Unsinnigkeit (und Naturfremdheit) dieses Fünf-Elemente-Systems anprangerte (13, Seite 207; 11, Seite 54).

2.3 Äußere und innere Behandlungsmöglichkeiten

Akupunktur kann nach den vorangegangenen Ausführungen historisch nur als **Teil eines umfangreichen Kataloges von Behandlungsmöglichkeiten** gesehen werden. Es ist nicht möglich, für die gesamte Zeit der chinesischen Medizingeschichte eine gültige Zusammenstellung der verschiedenen Behandlungstechniken zu treffen. Versucht werden soll eine solche Zusammenstellung mit den zur Verfügung stehenden Möglichkeiten. So gibt es äußere und innere Behandlungsmöglichkeiten, in die Akupunktur als eine Therapieform eingegliedert ist:

Äußere Behandlungen	Innere Behandlungen
• Akupunktur • Moxibustion • Gymnastik • Atemtherapie • Bädertherapie • Massage	• Drogenkunde • Diät (geistige Behandlungen:) • Meditation • Suggestion • Magie

Die äußeren Therapiefomen **Gymnastik, Atemtherapie, Bädertherapie**
und **Massage** dürfen dabei nicht mit den bei uns üblichen Verfahren verglichen werden. So handelt es sich bei der Gymnastik auch um Leibesü-
bungen, die Dämonen aus dem Körper vertreiben sollen, die Atemtherapie ist vorwiegend auf den Ausgleich von Yin und Yang gerichtet, Bädertherapie und Massage ebenfalls.

Die **Drogenkunde,** der eigentliche Stützpfeiler der traditionellen chinesischen Medizin, erscheint uns besonders erwähnenswert. Noch heute lassen eine Reihe äußerst fragwürdiger Ingredenzien die unkritische Einnahme traditioneller chinesischer Medikamentenzubereitungen sehr gefährlich erscheinen. Entsprechungsmedizinische Inhalte, die diesen
Rezepten zu Grunde liegen, versuchen nach wie vor erstrebenswerte Eigenschaften, die in Tierbestandteilen vermutet werden, (pulverisiertes
Nashorn, gehackter und getrockneter Robbenpenis, Bärengalle etc.) auf
den Menschen zu übertragen.

3 Chi und die Punktlage

3.1 Die drei Chi Umläufe

Versucht man, den Erklärungen nachzuspüren, die die Chinesen für die
positive Wirkung der Nadel im Körper zu finden geglaubt hatten, so stößt
man unweigerlich auf das **Konzept des Chi** (oder auch: Qi). Beginnend im
2. Jahrhundert vor Christus bis in die heutige Zeit hinein wird dieses Chi
zum wichtigen Inhalt traditioneller Therapien. Nach Unschuld (11, Seite
60) bedeutet das alte Schriftzeichen für Chi „Aufsteigender Dampf". Später wurde dem gesamten Chi-Denken eine **lebenserhaltende Eigenschaft**
zugeschrieben, die die Organe und den Körper insgesamt durch regel-

mäßiges Kreisen in ihm am Leben erhalte. Hier werden die Einflüsse der geographischen und logistischen Gegebenheiten Chinas deutlich sichtbar. Gemäß der Assoziation von Wasser, welches durch Flüsse und Bäche geordnet durch die Lande fließt und alles am Leben erhält, postulierte man ein ebensolches System im Körper, um damit auch gleichzeitig kommunikationstheoretische Probleme erklären zu können. Mit Hilfe eines solchen gedachten **Kanalsystems im Körper** war es möglich, Einflüsse zwischen Wade und Kopf oder zwischen der einen und der anderen Stelle erklären zu können. Die offenbar in der Akupunktur praktisch gemachten Erfahrungen klinischer Wirkungen, z.B. der Schmerzlinderung, konnten so für die damalige Zeit eindeutig erklärt werden.

Historisch gesehen, veränderte man die Verläufe der Leitbahnen, die bei uns als **Meridiane** bezeichnet werden, mehrfach nach der „Entdeckung" neuer Punkte. Zu häufige Abänderungen führte dann zur Einrichtung der sogenannten „Extrapunkte", wodurch eine Änderung der vorhandenen Meridiane zur Einbeziehung neuer Punkte nicht mehr notwendig war. Das Prinzip der Chi-Bewegung durch den Körper ging davon aus, daß dreimal am Tag eine Rotation des Chi durch den Körper stattfindet:

CHI-Kreislauf und Störungsmodell

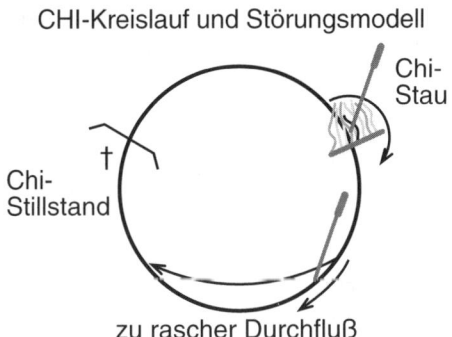

Dieser 3malige Durchfluß des Chi durch den Körper in 24 Stunden mußte ohne Störungen ablaufen können. Allgemeine **Störungsmodelle** dieses Ablaufs hatte man aus dem Wasserbau entlehnt. So stellte man sich vor, der Durchfluß des Chi durch einen der Kanäle könne durch Stauung gestört sein. Aufgabe des Behandelnden war es, die Stelle der Störung zu finden, um dann durch Nadelung den Kanal wieder zu öffnen, so daß das Chi seinen gewohnten Weg gehen konnte. Ein anderes, gegenteiliges Störungsmodell, ging davon aus, daß das Chi möglicherweise auch einen zu kurzen Weg fließen könne (unter Umgehung wichtiger Bahnanteile).

Aufgabe des Akupunkteurs war es hier, an der entsprechenden Stelle ver-
schließend „zu nadeln", um ein Fließen in den alten Bahnen zu erzielen.
Der absolute Stillstand des Chi war mit dem Tode gleichzusetzen. Den
Vorstellungen der damaligen Zeit entsprechend waren die Leitbahnen für
die Verteilung der Substanzen im Körper zuständig.

Eine sehr schöne Textpassage, die man bei Unschuld (11, Seite 62/63) finden kann, soll an dieser Stelle zitiert werden, um das Prinzip der Übertragung von Außenbildern auf das Körperinnere zu verdeutlichen:

Im **Huang-Ti-Nei-Ching** heißt es: „ Der gelbe Kaiser fragte: Ich möchte
gerne hören, wie es um die Rangordnung der zwölf Speicher und deren
gegenseitiges Dienstverhältnis steht. Chi Po entgegnete: Das ist wirklich
eine verständnisvolle Frage! Laßt sie mich sogleich beantworten: Das Herz
ist der Herrscher; von ihm nehmen Lebensgeist und Erleuchtung ihren
Ausgang. Die Lunge ist der Minister; von ihr nimmt die Ordnung des Le-
bensrhythmus ihren Ausgang. Die Leber ist der General; von ihr nehmen
Planung und Überlegung ihren Ausgang. Die Galle ist der Beamte, der für
die Aufrechterhaltung der Maßstäbe sorgt; von ihr nehmen Urteile und
Entscheidungen ihren Ausgang. Die Herzhülle ist der Gesandte; von ihr
nehmen Glück und Freude ihren Ausgang. Milz und Magen sind Beamte
für die Vorratshaltung; von ihr nimmt die Verteilung der Speisen ihren
Ausgang. Der Dickdarm ist der für die Ableitungskanäle zuständige Beamte; von ihm nehmen Wandlungen und Umgestaltungen ihren Ausgang. Der Dünndarm ist der für die Einnahme von Überflüssen zuständige Beamte; von ihm nimmt die Neugestaltung der Dinge ihren Ausgang.
Die Nieren sind die für Arbeit und Frohndienste zuständigen Beamten;
von ihnen nehmen technische Fertigkeiten und Expertise ihren Ausgang.
Der 3-Erwärmer ist der für die Leitungsgräben zuständige Beamte; von
ihnen nehmen die Wasserwege ihren Ausgang. Die Blase ist der Provinz-
magistrat; sie speichert die Körperflüssigkeiten und von ihr nimmt die
Umgestaltung der Einflüsse ihren Ausgang. Wenn der Herrscher erleuchtet ist, dann bedeutet das Frieden für die Untertanen. Wer auf dieser
Grundlage sein Leben nährt, dem ist Langlebigkeit sicher; niemals wird er
in Gefahr kommen. Wer auf dieser Grundlage das Reich regiert, der wird
es zu großer Blüte erheben. Ist jedoch der Herrscher nicht erleuchtet, dann
sind die zwölf Beamten gefährdet. Als Konsequenz folgen Straßensper-
rung und der Verkehr wird unterbrochen. Die Form erleidet großen Schaden. Wer auf dieser Grundlage sein Leben nährt, der begibt sich ins Un-
heil. Wer auf dieser Grundlage das Reich regiert, der gefährdet seinen gesamten Clan" (11, Seite 62).

Gemäß traditioneller Vorstellungen war der **Umlauf durch den Körper** aufs genaueste geregelt. Die folgenden Darstellungen sollen lediglich einen Überblick über die Meridianverläufe bieten. Sie erheben keinesfalls den Anspruch anatomischer Exaktheit und lassen die auf den Meridianen zu denkenden Akupunktur-Punkte bewußt aus, um die Übersichtlichkeit zu wahren. Die Kanäle sind der Übersichtlichkeithalber immer nur einseitig eingezeichnet, sie müssen **paarig** vorgestellt werden. So kommt man zu den **traditionellen drei Umläufen,** die von nachts 3 Uhr beginnend an durchlaufen werden:

1. Umlauf: (03.00 – 11.00 Uhr)
   – Lunge – Dickdarm – Magen – Milz/Pankreas

2. Umlauf: (11.00 – 19.00 Uhr)
   – Herz – Dünndarm – Blase – Niere

3. Umlauf: (19.00 – 03.00 Uhr)
   – Perikard – 3 Erwärmer – Gallenblase – Leber

Allgemeine Regel des CHI-Umlaufes

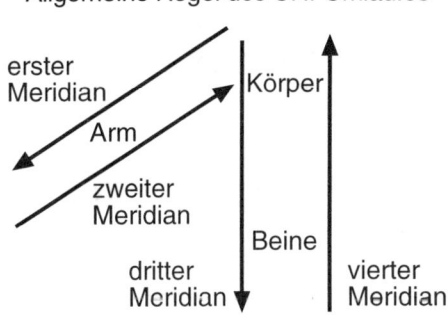

Der erste Meridianumlauf:

Lunge–Dickdarm–Magen–Milz/Pankreas

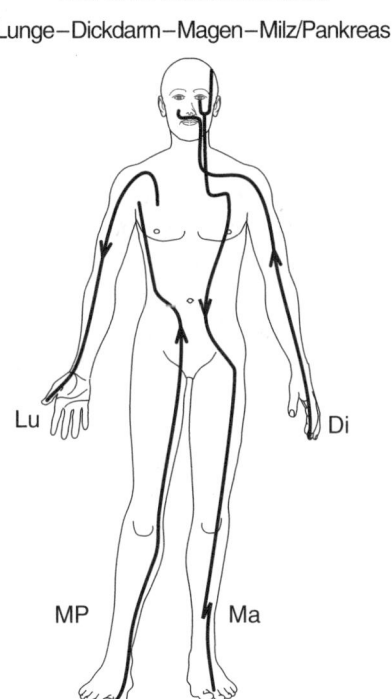

Wenn man die Meridiane verfolgt, so entdeckt man, daß den 3 Umläufen ein allgemeines Prinzip zu Grunde liegt. Der erste Meridian eines Umlaufes zieht vom Thorax in die Hand, der zweite Meridian von der Hand zurück in den Thorax. Der dritte Meridian vom Oberkörper oder Gesichtsbereich in den Fuß und der vierte wieder von dort zurück. Alle drei Umläufe erfolgen so hintereinander nach diesem allgemeinen Prinzip , so daß der Körper dreimal pro Tag gleichmäßig vom Chi durchflossen wird.

1. Umlauf:
Der erste Umlauf beginnt mit dem **Lungen-Meridian.** Dieser zieht aus dem Thoraxbereich in den Daumen. Zurück läuft die Energie über den **Dickdarm-Meridian,** der von der Fingerspitze des Zeigefingers über die Mitte zwischen Daumen und Zeigefinger und die Höhe der Unterarmmuskulatur hinauf zum Gesicht zieht und auf der Höhe der Oberlippe auf die kontralaterale Körperseite kreuzt. Von dort zieht dann der **Magen-Meridian** unterhalb des Auges und mit einer zweiten Quelle an der Schläfe beginnend zum Unterkiefer, vereinigt sich dort und zieht über die Brustwarze bis in den Bereich zwischen erster und zweiter Fußzehe. Der Milz-Pankreas-Meridian bringt die Energie dann nach traditioneller Vorstellung wieder in den Thoraxbereich zurück. Damit ist der erste Umlauf abgeschlossen. Die Zeit des Umlaufes beträgt 8 Stunden (03 Uhr bis 11 Uhr vormittags).

2. Umlauf
Parallel zum Lungen-Meridian des 1. Umlaufes zieht nun der **Herzmeridian** aus dem Thoraxbereich in die Hand, endet aber sehr weit außen zwischen dem 4. und 5. Finger. Der **Dünndarm-Meridian** zieht auf der Rückseite des Armes in Richtung Kopf, macht zu etwa zwei Dritteln den Knick des Schulterblattes mit und zieht über die Wange zum Vorderansatz der Ohrmuschel. Vom Kopf geht dann der **Blasenmeridian** hinab, teilt sich im Nackenbereich in zwei Äste, wobei der innere Ast hart paravertebral, der äußere etwas weiter, parallel dazu, hinab zieht. Im Bereich des Oberschenkels kreuzt die Bahn des inneren Astes den äußeren Ast und endet dann in der Kniekehle, während der äußere Ast bis hinunter zum kleinen Zeh zieht. Aufwärts geht es über den **Nieren-Meridian,** der im Knöchelbereich eine kleine Schleife dreht, im unteren Beinbereich eine Zacke beschreibt und dann bis zur Brust hinauf zieht. Damit ist der zweite Umlauf beendet, es ist 19 Uhr.

Der zweite Meridianumlauf (Teil I)
Herz – Dünndarm – Blase – Niere

Der zweite Meridianumlauf
Herz – Dünndarm – Blase – Niere

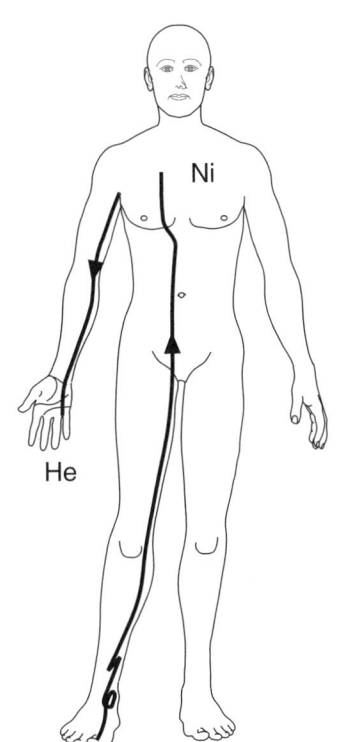

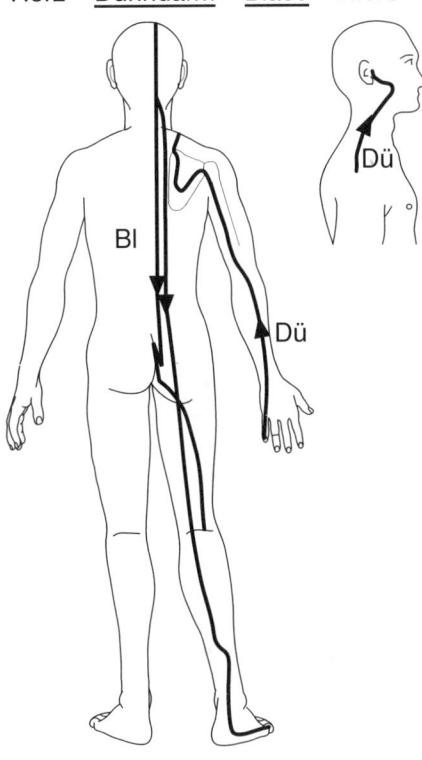

3. Umlauf

Zwischen den Meridianen des 1. und 2. Umlaufes zieht nun der erste Meridian des 3. Umlaufes, der **Perikard-Meridian** den Arm hinunter bis in den Mittelfinger. Vom Zeigefinger aus geht es den Unterarm hoch, über die Ohrmuschel hinweg bis oberhalb der Augenbraue mit dem **Sanjiao-Meridian.** Die Bezeichnung dieses Meridianes ist aus den chinesischen Begriffen für drei (san) und warm oder Feuer (jiaou) abzuleiten. Ob es sich hierbei um die drei kaiserlichen Herdfeuer handelte, die immer gebrannt haben sollen, oder ob damit die drei Körperhöhlen Thorax, Abdomen und kleines Becken gemeint sind, soll hier nicht entschieden werden. Den Körper hinab zieht dann der längste der Meridiane, der **Gallenblasen-Meridian.** Er beginnt am Auge, zieht vor das Ohr, zurück zur oberen vorderen Schläfe, zur oberen Ohrmuschel, umfährt diese, führt zum Nackenbereich hinab, um dann wieder bis vor zur Stirn zu laufen. Erneut geht es über den

Kopf zurück, über die seitliche Schulter bis hinunter zum Fuß. Den Abschluß der drei Umläufe bildet der **Leber-Meridian,** der aus dem Fußbereich in den Thoraxbereich zurückzieht.

Der dritte Meridianumlauf (Teil I)
Pericard – Sanjiao – Gallenblase – Leber

Der dritte Meridianumlauf (Teil II)
Pericard – Sanjiao – Gallenblase – Leber

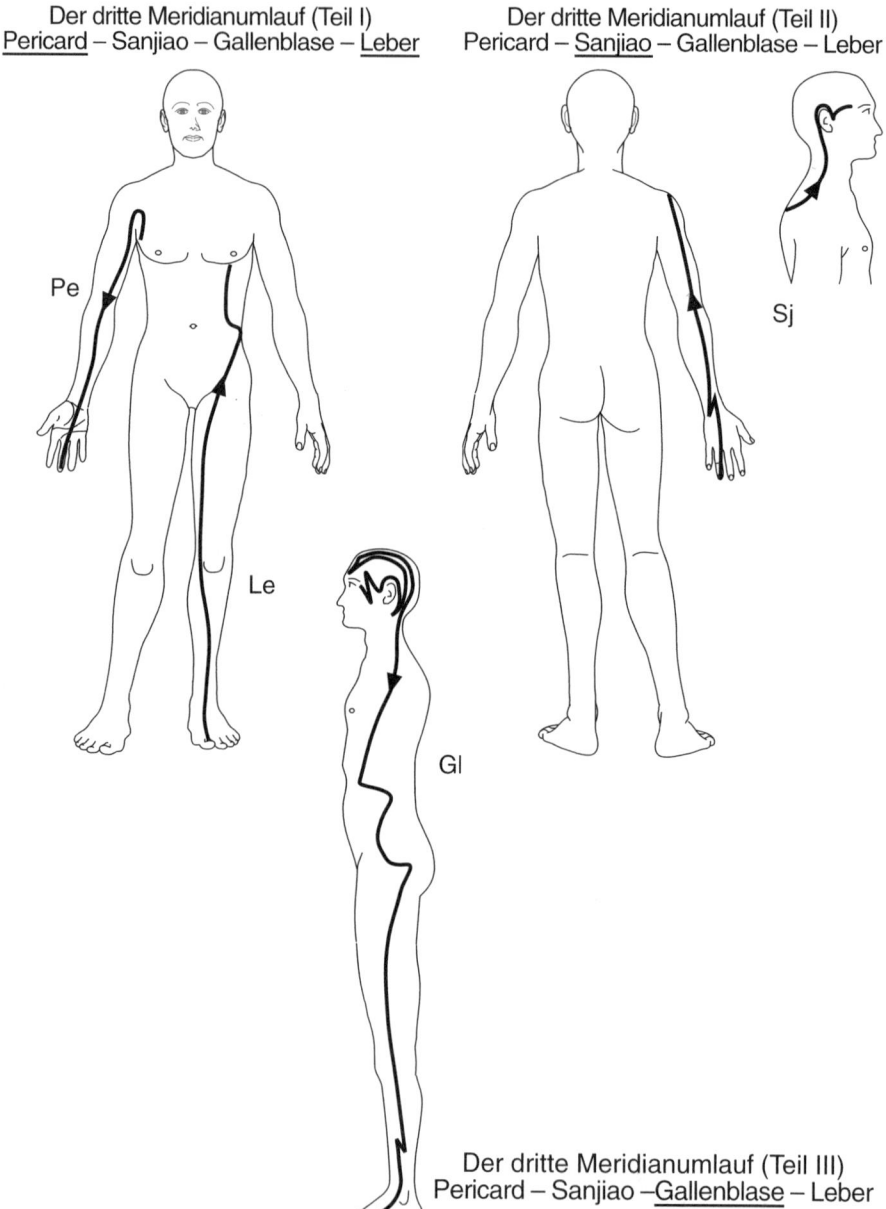

Pe

Sj

Le

Gl

Der dritte Meridianumlauf (Teil III)
Pericard – Sanjiao –Gallenblase – Leber

Diesen zwölf Meridianen werden zwei weitere Meridiane zugeordnet, die beide den Körper in zwei Hälften teilen. Der sogenannte **DU MAI-Meridian** zieht von der Nase über den Kopf nach hinten bis zum Steißbein und teilt den Körper in zwei hintere Hälften, der **REN MAI-Meridian** teilt dann den Körper nach vorne in zwei Hälften. Weitere sogenannte Sonder-Meridiane, die sich jedoch nur aus Punkten der bereits bekannten Meridiane rekrutieren, sind in verschiedenen Schulen bekannt.

Auf diesen Meridianen sind die nach der derzeit gültigen Nomenklatur **354 klassische Akupunkturpunkte** verteilt, was jedoch im Hinblick auf die Akupunkturpraxis nicht erschrecken soll.

3.2 Das Relativ-Maß CUN

Um die Lage der Punkte auf den Meridianen beschreiben zu können, war ein Relativ-Maß notwendig, da entsprechend der verschiedenen Körpergrößen der Menschen auch ein **körperangepaßtes Maß** zur Verfügung stehen mußte. Es lag nahe, dieses Maß am Körper des Menschen (= i.e. Patienten) zu finden. Die traditionellen Regeln beschreiben das Maß einer Daumenbreite (= CUN, gesprochen Tschün). Es soll, wie an manchen anderen Stellen ausgeführt, auch der Breite des Mittelgliedes des Zeigefingers entsprechen. Nachfolgend werden einige Beispiele für diese Maße gegeben. Die Relativität im individuellen Anlegen dieses Maßstabes ist sicherlich verständlich, handelt es sich doch nur um den Versuch einer körperindividuellen Proportionierung (Abbildung St. 27).

4 Diagnostik in der traditionellen chinesischen Medizin

Ohne Anspruch auf Vollständigkeit, sollen einige Bemerkungen zur Diagnostik in der traditionellen chinesischen Medizin ergänzt werden. Diagnosen sind nach den **acht diagnostischen Kriterien „Bagang"** zu stellen. Diese sind als Gegenüberstellung von möglichen Krankheitsursachen zu verstehen:

• Von Außen bedingt • Durch Kälte bedingt • Durch Mangel bedingt • Erkrankung vom Yin-Typ	• Von Innen bedingt • Durch Hitze bedingt • Durch Überfluß bedingt • Erkrankung vom Yang-Typ

Häufig werden dann noch die **vier klassischen Untersuchungsmethoden, Si Jian,** angewandt, das sind:

1. Betrachten
2. Hören und Riechen
3. Erfragen und
4. Untersuchen

Verschiedene Techniken sollen so den traditionellen Arzt eine genaue Chi- und Störungsdiagnostik ermöglichen. Spezialisierte Verfahren in diesem Rahmen sind Zungen- und Pulsdiagnostik. Die **Zungendiagnostik** geht davon aus, daß man auf der ausgestreckten Zunge den Zustand mehrerer innerer Organe ablesen könne. Gleiches gilt für die **Pulsdiagnostik** (Die in der Tradition keinesfalls einheitlich dargestellt wurde (53)). Hier wird postuliert, man könne mit drei nebeneinander liegenden Fingern auf dem Radialispuls verschiedene Organsysteme abtasten und erfassen. Diese Form der Diagnostik findet ihre Ursachen in der konfuzianischen Morallehre, die das unnötige Berühren des Körpers verbot. In nahezu idealer Weise hatte man sich so mit dem Vorwegdenken des „Diagnosesteckers" beim Auto eine theoretische Möglichkeit eröffnet, ohne große Körperberührung zu sehr wichtigen Aussagen über die Körperfunktion zu gelangen.

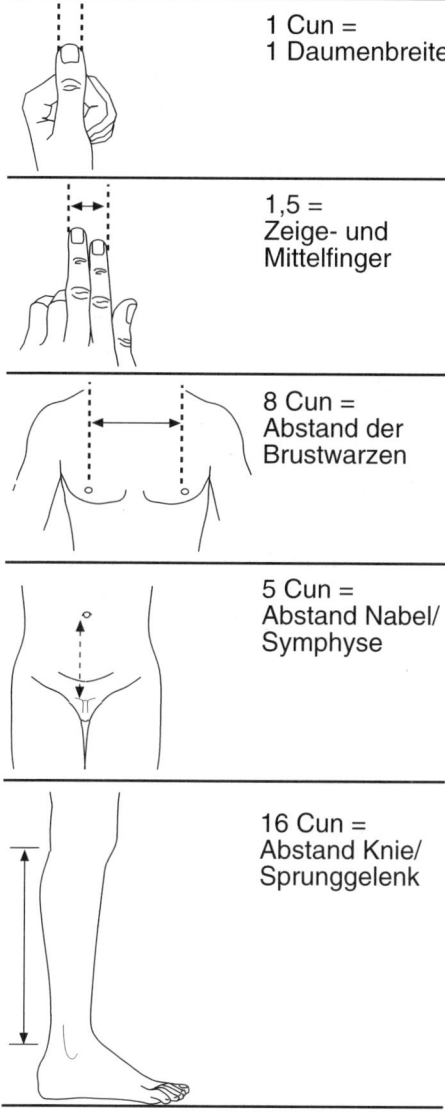

1 Cun =
1 Daumenbreite

1,5 =
Zeige- und
Mittelfinger

8 Cun =
Abstand der
Brustwarzen

5 Cun =
Abstand Nabel/
Symphyse

16 Cun =
Abstand Knie/
Sprunggelenk

5 Auswahl und praktische Anwendung der Punkte

Um deutlich zu machen, welche Absicht Aku-Natal und die gesamte Aku-
punkturbetrachtung des Autors verfolgt, soll der Leser auf eine Gedan-
kenreise eingeladen werden:

Nehmen wir an, Sie haben einen reichen Erbonkel, den sie aus welchen Gründen auch immer in Ihr Herz geschlossen haben. Dieser Onkel leidet an einer seit Jahren andauernden Migräne, die bisher allen schulmedizinischen Therapiebemühungen trotzte. Angesteckt von Ihrer Begeisterung über die therapeutischen Möglichkeiten der traditionellen chinesischen Medizin schlägt er Ihnen vor, mit Ihnen gemeinsam nach China zu fliegen, um sich dort von einem berufenen Akupunkteur behandeln zu lassen. Gesagt getan; Sie fliegen nach China und wenden sich dort an eine der berühmten Hochschulen für traditionelle chinesische Medizin.

Der Direktor des Institutes untersucht Ihren Onkel und stellt nach eingehender Diagnostik fest, daß er Ihren Herrn Onkel zunächst an zwölf verschiedenen Punkten nadeln möchte. Als kritischer Mensch sind Sie zwar überzeugt davon, daß dieser vertrauenswürdige Mensch kompetent ist, Sie schlagen aber ob der hohen finanziellen Aufwendungen zur Absicherung noch die Einholung einer zweiten Meinung vor. Ein zweiter, nicht minder berufener Akupunkteur schildert Ihnen dann, welche Punkte er zur Behandlung nadeln würde. Drei bis vier Punkte decken sich mit denen des erstgenannten Mediziners, der Rest aber weicht deutlich davon ab. Auch eine dritte und eine vierte Meinung können dieses Bild nur bestätigen.

Punkteauswahl verschiedener
Akupunkteure zur Behandlung
der gleichen Erkrankung,
oder
Punkteauswahl eines Akupunk-
teures zur Behandlung verschiedener
Erkrankungen

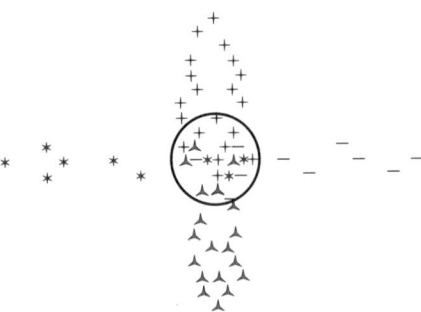

Alle vier Akupunkteure die Sie aufgesucht haben, sind sich einig darüber, daß sie etwa 5 oder 6 Punkte, die hier im Zentrum abgebildet sind, bei der Erkrankung Ihres Onkels nadeln würden, jeder hat aber noch zusätzlich

Punkte ausgewählt, die er für „besonders wichtig" hält, die seiner individuellen Therapieauffassung entsprechen.

Das Verblüffende an dieser Erfahrung ist, daß man sie nicht nur innerhalb
Chinas machen kann, sondern auch außerhalb Chinas, z.B. auch hier bei
uns. Sucht man mit der gleichen Erkrankung vier verschiedene Akupunkteure auf, so wird man ähnliches erleben: Alle Therapeuten nadeln
wenige Punkte übereinstimmend, jeder baut dann aber noch seine „per-
sönlichen Punkte" darum auf. Diese Beobachtung kann noch eine Stufe
weiter abstrahiert werden: Es ist nicht nur entscheidend, mit demselben
Patienten zu verschiedenen Ärzten zu gehen, sondern das gleiche Bild ergibt sich auch, wenn man mit verschiedenen Erkrankungen den gleichen
Arzt oder mit verschiedenen Erkrankungen verschiedene Ärzte aufsucht.
Immer wieder werden alle auf einen Fundus von 5 bis maximal 10 Punkten zurückgegriffen, die alle Therapeuten bei jeder Gelegenheit nadeln;
der Rest der Punkteauswahl unterliegt dann individuellen Schwankun-
gen.

Für dieses Phänomen gibt es sehr viele Erklärungen. Zum einen stammt
viel von dem, was in der uns zur Verfügung stehenden westlichen Literatur über Akupunktur zu lesen ist, aus Zweit- und Drittabschriften, die teilweise äußerst mangelhaft aus dem Chinesischen übersetzt und recher-
chiert wurden. Auch einige renommierte Autoren müssen sich Kritik ge-
fallen lassen. So konnte Lehmann (16) mit einer sehr fleißigen Arbeit
belegen, daß auch bekannte Autoren des deutschsprachigen Raumes
nicht in Anspruch nehmen können, Originale traditioneller chinesischer
Medizin zu vermitteln (17,15,18). Lehmann zeigt mit großer Sachkenntnis
auf, daß in den von ihm untersuchten wichtigen Arbeiten zum Akupunk-
turgebrauch nur wenige Punkte einen sehr häufigen Gebrauch bei den
verschiedensten Erkrankungen und Autoren erreichen.

Ich selbst habe aufgrund durch meine Teilnahme an zahlreichen auf dem
deutschsprachigen Markt angebotenen Weiterbildungen die beschriebene Problematik kennengelernt: Hatte man sich nach intensiven Studium
bezüglich einer Erkrankung auf eine Punktekombination festgelegt, so
konnte man sicher sein, daß der vortragende „Meister" eine andere Punktekombination vorschlug, selbstverständlich eine solche, die sich in einigen Punkten mit der vorgeschlagenen Akupunkturpunktmenge über-
schnitt.

In dieser Situation des Zweifels, was an der Therapie nun nachvollziehbar
und was Intuition sei, kam mir 1985 eine Arbeit von **Robert Franz Schmidt**
in die Hand (19), die zum Schlüssel für mein weiteres Arbeiten mit Aku-

punktur werden sollte. Robert Franz Schmidt, ein angesehener Schulmediziner und international renommierter Schmerzforscher, hatte sich unter dem Titel „Neurobiologische Aspekte der Akupunktur und ihre Konsequenzen" mit dem naturwissenschaftlichen Inhalt der Akupunktur beschäftigt. Nach sorgfältigen Studien kommt er zu dem Schluß, daß es durchaus **nachvollziehbare, und naturwissenschaftlichen Prüfungen standhaltende Phänome** gibt, die mit Akupunktur auslösbar sind. Dies vor allem im Bereich der Schmerzlinderung, wobei er jedoch summa summarum festhält, daß es sich vor allem um **Phänome tiefer Gewebsstimulation** handelt, die allerdings nicht den traditionellen Ansprüchen einer spezifizierten Reaktion des Körpers auf ganz spezielle Reize entsprechen.

Nach weiterem Studium der vorhandenen Literatur, insbesondere auf der Grundlage der Arbeiten von **Pomeranz** (20) in Verbindung mit einer langjährigen Anwendungspraxis, stand für mich fest, daß es die oben zitierte, nachvollziehbare, **unspezifische Wirkung im Bereich von Schmerzlinderung, Sedierung und Entzündungshemmung** durch Akupunktur gibt. Diese Effekte sind mit einer Akupunkturstimulation an den Punkten auslösbar, die alle Autoren, auch die „original Chinesischen", immer wieder nutzten. Diese **„vereinfachte", aber naturwissenschaftliche Sicht der Akupunktur** deckte sich mit der praktischen Erfahrung des Alltages, daß auch chinesische Behandler immer wieder auf die gleichen Punkte zurückgreifen (s. bei 16), andererseits auch bei meinen eigenen Patienten die erwünschten Wirkungen mit immer den gleichen Punkten zu erzielen waren.

Noch einmal verweisen wir auf die Skizze zur Auswahl von Punkten (S. 28). Sie macht deutlich, daß es sich um ein Überschneidungsgeschehen handelt. Der Konsens der Schnittpunkte wird aufgezeigt, der unabhängig von Krankheit und Patient immer wieder zwischen verschiedenen Akupunkteuren erzielt wird.

Die **praktische Konsequenz** mußte folgen: Seit dieser Zeit behandele ich meine Patienten nur noch mit den wenigen Punkten (ungefähr 10), die bei sauberer Indikationsstellung völlig ausreichen, um mit Akupunktur die wohltuende Wirkung zu erzielen, die bei Patienten zu erreichen ist.

Schmerzlich mag an dieser Betrachtungsweise für „professionelle Akupunkteure" sein, daß eine solche Sichtweise die Handhabung der Akupunktur erheblich vereinfacht. **Es ist keine hochspezialisierte, pseudohistorisch orientierte Betrachtung mehr notwendig.** Akupunktur wird für Hebammen und Ärzte zur einfachen, aber wertvollen Ergänzung der Therapie am Patienten.

Der „Sprengstoff", der in einer solchen Sichtweise liegt ist nicht in der Tatsache zu sehen, daß hier der von den führenden Gesellschaften so angeprangerten „Scharlatanterie" Vorschub geleistet wird, sondern daß man aus wissenschaftlichen Gründen ein Pseudospezialistentum aufgeben müßte, welches sich inzwischen zu einer von vielen Seiten her wunderbar melkbaren Kuh aufgebläht hat. Dahingehend laufen auch die Vorschläge der Fachgesellschaften, Akupunktur nach „Ihren" Richtlinien zur Ausbildungs- und Anerkennungspflicht zu machen Gefahr, als Versuch interpretiert zu werden, den monetären Gewinn aus solchen Ausbildungsvorschriften einstreichen zu wollen. Aus eigener Erfahrung kann ich darstellen, daß eines der häufigsten Argumente, welches gegen meine Sichtweise vorgebracht wird, lautet: „Ich habe doch nicht mehrere Kurse für einige Tausend Mark bei der XY-Gesellschaft mitgemacht, um mir heute von Ihnen sagen lassen zu müssen, daß das alles auch viel einfacher geht!?".

Auch im Rahmen ökonomischer Überlegungen ist es vorteilhaft, daß die harmlose und nebenwirkungsfreie, recht preiswerte Therapie mit der Nadel im Grunde genommen von jedem Arzt und jeder Hebamme bei entsprechenden Indikationen nach kurzer Schulung angewandt werden könnte, was wiederum die Medikamentenbudgets, die Aufenthalte in Kliniken und diagnostische Bemühungen finanziell deutlich entlasten würde.

6 Physiologische Grundlagen der Akupunktur

Da sich mit schulwissenschaftlichen Methoden der faßbare Effekt von Akupunktur soweit reduzieren läßt, daß ein umschriebenes Wirkspektrum (Sedierung, Schmerzlinderung und Entzündungshemmung) provozierbar ist, bleibt die Frage offen, wie man sich heute diese Wirkungen erklären kann. Diesbezüglich ist sehr viel Vorarbeit geleistet worden. Viele namhafte Wissenschaftler haben sich um eine naturwissenschaftliche Erklärung der Akupunkturvorgänge bemüht. Dies blieb nicht immer ohne Irrungen.

6.1 Die „Gate-Controle-Theorie" von Melzak und Wall

Im Jahre 1965 veröffentlichten Melzak und Wall (21) eine **Theorie der spinalen Verarbeitung von Schmerzinformationen (= Gate controle Theorie)**. Sie postulierten ein Gleichgewicht zwischen den Erregungen der dicken und dünnen Fasern im Rückenmark, welches durch entsprechende Schmerzreize zu Gunsten der Schmerzmeldungen aus den dünnen Schmerzfasern verschoben werden sollte. Diese Theorie der Schmerzverarbeitung löste eine Kaskade euphorischer Versuche interessierter Kliniker aus, durch Imitation der Impulse von außen (Elektrostimulation) ebenfalls zu einer Schmerzlinderung zu kommen. So entstand u.a. das Verfahren der transkutanen elektrischen Nervenstimulation (TENS), welches bis zum heutigen Tage von vielen Klinikern eingesetzt wird (22, Seite 40). Spätestens seit der Arbeit von Schmidt (1972) (23) mußte klar sein, daß die Gate-Controle-Theorie in der vorgebrachten Form nicht die Erklärung für die Akupunkturwirkung sein konnte, da sie in wichtigen Anteilen einfach falsch war. Dieser Widerspruch ist noch nicht in der gesamten Literatur aufgelöst (24,25).

6.2 Die Schmerzlinderung unter Akupunktur

Wenn es also nicht die Gate-Controle-Theorie ist, so bleibt die Frage, welche Erklärung man heranziehen kann. Hier bietet sich die sehr gründliche und eingehende Arbeit von Pomeranz an, die den neurophysiologischen Weg des Akupunkturreizes aufzeigt. Stellvertretend sei hier Bezug auf eine Arbeit von 1989 genommen (26), die weit über 200 Primärquellen nennt.

Die zunächst verwirrend erscheinende Darstellung (S. 33) läßt sich recht leicht verstehen. Man teilt das Schema gedanklich in eine rechte und linke Hälfte. Wir betrachten zunächst die linke Hälfte, die den Weg eines Schmerzreizes im Körper nachzuzeichnen sucht.

Der Schmerz (z.B. der Wehenschmerz) wird durch einen Schmerzreiz ausgelöst und über bestimmte „Antennen" aufgenommen (= Rezeptoren). Sie sind über den gesamten Körper verteilt und reagieren auf die verschiedensten Schmerzreize. Um den Zusammenhang mit der Akupunktur deutlich machen zu können, wurden Schmerzrezeptoren im Bereich der Haut gewählt. Jeder andere beliebige Ort wäre einsetzbar.

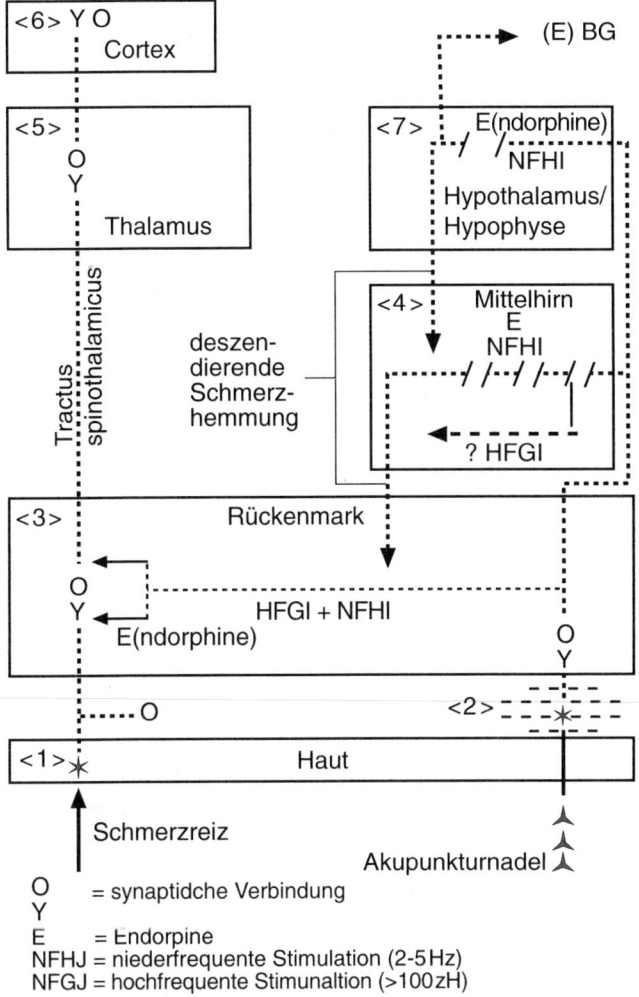

Funktionszeichnung nach Pomeranz

Dieser nach der Aufnahme durch die Rezeptoren nun als elektrisches Signal laufende Schmerzreiz wird von der ersten Nervenzelle zum Rückenmark geleitet. Dort wird er über eine Synapse (= Verbindung zweier Nervenzellen) auf das nächste „Kabel" übertragen, welches den Schmerzreiz vorwiegend über den Tractus spinothalamicus, eine bestimmte im Rückenmark zu erkennende Bahn, zum Thalamus leitet. Der Thalamus, nicht nur ein für die Schmerzleitung wichtiger Bezirk, wird bezüglich seiner Funktion auch als das „Tor zum Bewußtsein" bezeichnet. Er kontrolliert teils willkürlich, teils unwillkürlich eingehende Sinnesreizungen und „entscheidet", ob es wert ist, die entsprechenden Reize zum Bewußtsein (Cortex) durchzulassen. Dies gilt auch für den Schmerzreiz, der den Thalamusbereich passieren muß. Im Thalamus wird das dritte „Nervenkabel" (Neuron) nun einbezogen, welches den Schmerzreiz bis zu unserem Bewußtsein vordringen läßt.

Der in langen Worten beschreibende Weg des Schmerzes vom Ort des Entstehens über das Rückenmark und den Thalamus bis hin zum Bewußtsein, läuft bekanntermaßen in Bruchteilen von Sekunden ab. Der Vorgang gewährleistet die biologisch notwendige Funktion des Schmerzes als Alarmsignal.

Damit ist die linke Hälfte der „Schaltskizze" bereits geklärt. Wie zu erkennen ist, liegt der **Hauptangriffsort der Akupunktur** bei diesem Prozeß auf der **Ebene des Rückenmarkes.** Doch beginnen wir zunächst mit der rechts unten eingezeichneten Akupunkturnadel, die nun durch die Haut in eine Region sticht, die als tiefe Skelettmuskulatur bezeichnet wird. Der Hauteinstich selbst löst selbstverständlich einen kurzen spitzen Schmerz aus, der jedoch in Bezug auf die Funktionsbetrachtungen vernachlässigt werden kann. Weit interessanter ist es, sich dem Gewebe zuzuwenden, in welches die Nadel gesetzt wird. Will man mit Akupunktur Schmerzlinderung erreichen, so ist dies nur möglich, wenn die Nadel in tiefe Skelettmuskulatur gesetzt wird. Nur dort lassen sich Areale finden, die den von uns nachvollziehbaren schmerzlindernden Reiz provozieren und weiterleiten, so daß es im Sinne dieses Systemes zu einer im Experiment und auch de facto faßbaren Schmerzlinderung kommt (19).

Damit fallen alle Punkte weg, die lediglich innerhalb der Haut gestochen werden. Bekannte, häufig gebrauchte Schmerzlinderungspunkte belegen die Notwendigkeit der Muskelstimulation (z.B. der Punkt Magen 36 oder Dickdarm 4). Hier an den entsprechenden Stellen wird gemäß dem traditionellen und damit in diesen Teilen auch empirischen Konzept mit der hauchdünnen, meist 0,3 mm dicken Nadel merkwürdigerweise ein vom Patienten deutlich spürbarer Druckreiz gesetzt. Der allgemeinen Lebenserfahrung nach löst eine Nadel im Körper einen Spitz-Reiz aus, dies ist jedoch bei korrektem Nadelsitz nicht der Fall. Das typische Nadelungsgefühl, welches von den Chinesen in der Tradition schon mit dem Begriff „de Chi", dem Gefühl für das Chi beschrieben wird, ist auf die **intensive Stimulation von Rezeptoren** zurückzuführen, die im Bereich der Mechanorezeptoren, allen voran den Druck- und Dehnungsrezeptoren, zu finden sind (27, 28). Neurophysiologisch interessant ist die Tatsache, daß ein Großteil dieser **Mechanorezeptoren** noch nicht genauer klassifiziert werden konnte. Offenbar spielen die sogenannten freien Nervenendigungen hierbei eine große Rolle (29).

Der sehr intensiv ausgelöste Druckreiz steigt nun, wie in der schematischen Zeichnung erkennbar, zum Rückenmark auf. Hier gibt es zwei Wege: Zum einen einen direkten, segmental bezogenen, der als unmittelbare Verbindung der aufsteigenden Druck- und Dehnungsbahnen mit den aufsteigenden Schmerzbahnen zu sehen ist. Zum anderen läuft der Druck- und Dehnungsreiz zu höher gelegenen Hirnzentren, so zum Mittelhirn, zum Hypothalamus-Hypophysensystems und offenbar auch bis in kortikale Regionen. Dort wird ein **körpereigenes System** in Gange gesetzt, welches heute in der Fachliteratur als **deszendierendes** (= absteigendes) **Schmerzhemmsystem des Körpers** bezeichnet wird. Nähere Ausführungen hierzu findet man z.B. bei Schmidt und Thews (1987) (30). Diese deszendierende Hemmung, die als körpereigener, den Schmerz hemmender Impuls, auf eigenen Bahnen im Körper herabsteigt, verliert auf diesem Wege ihren segmentalen Bezug. Das bedeutet, daß diese deszendierende Hemmung von verschiedenen Stellen des Körpers aus provoziert werden kann (Nadelreiz der Akupunktur) und dann für den gesamten Körper ein bestimmtes Niveau an Schmerzhemmung einschaltet. Anders ist die Tatsache nicht zu klären, daß so bekannte schmerzhemmende Punkte mit intensivem de Chi-Gefühl wie Dickdarm-4 oder Magen-36 Schmerzen im gesamten Körperbereich lindern können. Die Tatsache, daß Akupunktur offenbar auf diesen Mechanismus zurückgreift, wird auch in der bereits zitierten Arbeit von Mense (29) beschrieben, wobei dieser darauf hinweist, daß zur Erzielung eines adäquaten schmerzlindernden Reizes eine kräftige Stimulation des Gewebes notwendig erscheint. Vermittelt werden die hemmenden Reize vor allen Dingen über **körpereigene Opiate,** allen voran das β-**Endorphin,** dessen Provokation durch Akupunktur vielfach belegt wurde (siehe hierzu 26).

Für die praktische Verwertung der Akupunktur ist es also möglich von verschiedenen Punkten aus, je nach Intensität des Reizes offenbar auch mit verschiedenen quantitativen Unterschieden, einen für den gesamten Körper geltenden, **schmerzlindernden Impuls durch die Nadel** auszulösen. Damit entfallen für die Schmerzbehandlung mit Akupunktur alle pseudodifferentialdiagnostischen Überlegungen des traditionellen Systemes, die einerseits sehr schön die historische Notwendigkeit zur Spezifizierung im Rahmen des Kanalsystemes erklärten, andererseits aber durch eine Erklärung mit neurophysiologischem Hintergrund ersetzt werden können. Beeindruckend ist hierbei die Tatsache, daß es in der Tradition so möglich war, das zunächst verblüffende Phänomen, mit einer Nadelung z.B. am Bein Kopfschmerzen zu behandeln, in eine entsprechende Erklärung einzubetten. Letztendlich bleibt bei beiden Systemen die kybernetische Grundüberlegung relevant, daß es Verbindungen aus allen Körperbereichen zum Kopf geben muß.

> Damit wird deutlich, daß die Kenntnis weniger Punkte genügt, um das was mit Akupunktur an Schmerzlinderung machbar ist, zu ermöglich.

6.3 Die entzündungshemmende Wirkung der Akupunktur

Betrachtet man den Stoffwechsel der Endorphine, die bei der Schmerzlinderung, eine so wichtige Rolle spielen, so stößt man auf β-**Endorphin**, welches offenbar eine wichtige Rolle in diesem System übernimmt. Woher kommt ß-Endorphin?

Es gibt keine Zelle im Körper, die direkt ß-Endorphin produziert. ß-Endorphin stammt aus einem wesentlich größeren Molekül, welches in verschiedenen Bereichen unseres Körpers synthetisiert wird. Dieses 91-Aminosäuren lange Molekül, **POMC (ProOpioMelanoCortin)** wird nicht nur wie lange vermutet, im Bereich des zentralen Nervensystemes produziert, sondern auch im peripheren Gewebe. So ist z.B. erwiesen, daß Ovarien, Hoden und auch die Plazenta POMC synthetisieren und abgeben. POMC zerfällt nach dem heutigen Stand des Wissens unter verschiedenen Bedingungen in unterschiedliche Bestandteile.

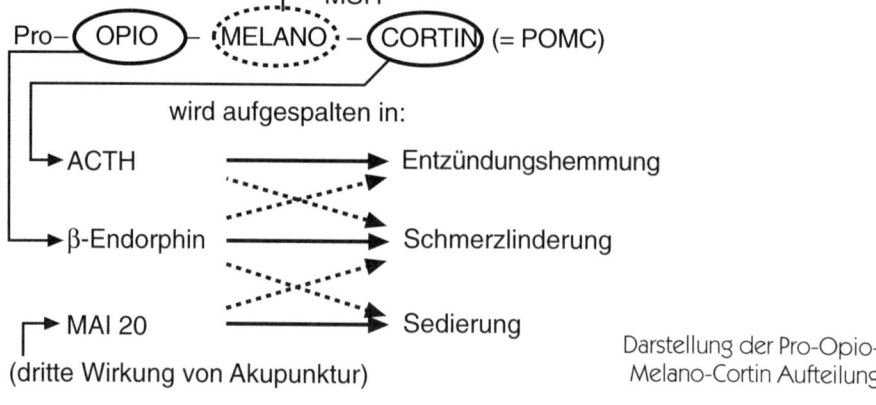

Darstellung der Pro-Opio-Melano-Cortin Aufteilung

Pro-Opio-Melano-Cortin wird in der Hauptsache in drei Bestandteile gespalten:

1. „OPIO"
2. „MELANO"
3. „CORTIN"

„OPIO", gemeint damit ist das letzte Drittel des Moleküles von Aminosäure 60 – 91, wird über verschiedene Zwischenschritte, wie z.b. das ß-Lipotrophin, zum ß-Endorphin. Hier haben wir die Substanz, die u.a. auch bei der schmerzlindernden Wirkung der Akupunktur eine Rolle spielt. Ein zweiter wichtiger Bestandteil des POMC ist der Molekülanteil der in den MSH-Stoffwechsel geführt wird („**MELANO**"). MSH, das melanozytenstimulierende Hormon, welches durch seine Fähigkeit, die Melanozyten („Pigmentzellen" der Haut) zu aktivieren, entdeckt wurde, hat offenbar noch weit wichtigere Funktionen zu erfüllen. So greift es mit seinem Gegenspieler, dem Melatonin, in den Schlaf-Wach-Rhythmus ein und spielt mit dieser periodischen Stimulation im Bereich der Formatio reticularis des zentralen Nervensystems offenbar eine wichtige Rolle.

Der letzte Molekülanteil der uns interessiert, wird hier mit „**CORTIN**" beschrieben. Es handelt sich um den Hauptbestandteil des ACTH-Moleküles, welches die Nebennierenrinde veranlaßt, körpereigenes Cortison und Cortisol auszuschütten. Damit ist die Grundlage für eine entzündungshemmende Wirkung der Akupunktur aufgezeigt.

Sicherlich mag man an dieser Stelle einwerfen, die geringen Spiegelveränderungen die provoziert würden, könnten für einen solchen Prozeß nicht ausreichen. Es muß deshalb auch deutlich darauf hingewiesen werden, daß **Akupunktur keine Notfallmaßnahme** ist. So kann über den Cortison-Cortisol-Mechanismus niemals eine akute Cortison-Gabe wie sie zur RDS-Prophylaxe oder im akuten Asthmaanfall notwendig ist, ersetzt werden.

Vielmehr wird deutlich, daß die Akupunktur aufgrund der Möglichkeit, körpereigene Vorgänge zu stimulieren, eher als **sanfte Medizin** betrachtet werden muß, die in kleinen Schritten körpereigene Aktivitäten unterstützt und provoziert. Es kann deshalb auch aus physiologischer Sicht nicht das Ziel einer Akupunkturbehandlung sein, eine akut notwendige Cortison-Gabe zu ersetzen, sondern durch eine häufige und intensive Stimulation in einer möglichst reizarmen Zeit den Ausbruch entsprechender Erkrankungen (z.B. Migräneanfall, Asthmaanfall oder Neurodermitisschub) hinauszuzögern. Dies deckt sich auch mit der traditionell-historischen Auffassung, daß Akupunktur eine Therapie der Prävention und nicht der Akutbehandlung ist.

Die klinische Erfahrung im Umgang mit Akupunktur zeigt, daß es sehr wohl möglich ist, im anfallsfreien Intervall beginnend, bei einem Migräne-Patienten durch diese milde Stimulationstherapie den nächsten Anfall immer weiter hinauszuschieben. Gleiches gilt für chronische Erkrankungen wie Asthma oder Neurodermitis. Im Gegensatz dazu ist eine Akutbehandlung nur selten von Erfolg gekrönt und wird sicherlich einem Vergleich mit entsprechenden Placebowirkungen kaum standhalten können.

Dies bedeutet für die Routinetherapien, daß man zwei Grundsituationen in der Behandlung unterscheiden muß: Zum einen die Behandlung chronischer Erkrankungen und Beschwerden, wie sie innerhalb und außerhalb der Gynäkologie auftreten, zum anderen den akuten Einsatz von Akupunktur unter der Geburt, für dessen Gebrauch wenige weitere Überlegungen notwendig sind.

6.4 Die Gesamtwirkung einer Akupunkturbehandlung

Zusammenfassend sollen noch einmal die einzelnen Komponenten der Gesamtwirkung der Akupunktur aufgeführt werden. Sicher läßt sich mit Akupunktur heute eine anerkannte, deutliche Wirkung im naturwissenschaftlichen Sinne induzieren, diese physiologische Betrachtung ist jedoch nicht die alleinige Wirkursache der Akupunktur.

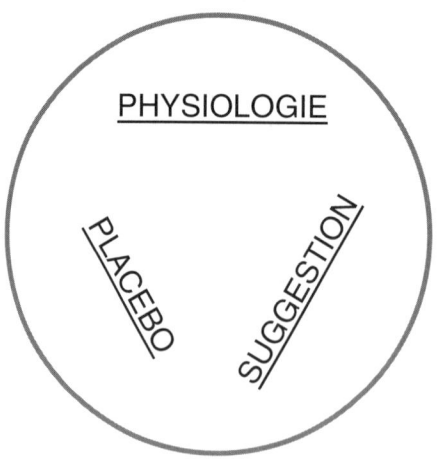

Komponenten einer Gesamtwirkung von Akupunktur

Darstellung der Gesamtkomponenten

Nimmt man das alte ehrwürdige Symbol des Kreises, welches für die Monade Tai-Chi gebraucht wurde, um die einzelnen Komponenten zu einem runden Ganzen zusammenzufügen, so hat die **Physiologie** ihren festen Platz. Daneben muß die **Placebowirkung** positioniert werden. Sich mit der Placebowirkung einer Maßnahme zu beschäftigen, bedeutet die bewußte Wahrnehmung eines wichtigen Bestandteiles unserer Arbeit. Wer heute noch Placebowirkung als Scheinwirkung eines Scheinmedikamentes am eingebildeten Kranken beschreibt, disqualifiziert sich selbst. Interessante Forschungsansätze wie sie z.b. von Mayr (31) dargestellt werden, zeigen, ein neues Fachgebiet der Psycho-Neuro-Immunologie, das sehr wohl Vorgänge in unserem Körper in Gang gesetzt werden, deren differenzierte Bestandteile wir mit den uns zur Verfügung stehenden Instrumenten noch in keiner Weise erfassen können.

Physiologie und Plazebowirkung werden durch eine dritte Komponente, die **Suggestion** ergänzt. Der von Michael Balint geprägte, klassische Begriff der „Droge Arzt", im Rahmen der Geburtshilfe auch ersetzbar durch den Begriff „Droge Hebamme", spielt eine nicht minder wichtige Rolle. Aus unserem klinischen Alltag wissen wir, daß überall da, wo mit Überzeugung vorgetragen wird, es den Patienten wesentlich leichter fällt, den Vorschlägen zur Therapie zu folgen, als bei einer unschlüssigen und unsicheren Darstellung möglicher therapeutischer Wege.

Insgesamt stellt sich damit eine Gesamtwirkung der Akupunktur dar, die auf Physiologie, Plazeboeffekt und Suggestion zurückgreifen kann. Sie reiht sich so zwanglos in die therapeutischen Möglichkeiten unseres „schulmedizinischen" naturwissenschaftlichen Alltages ein, der auch im Bereich der „schulmedizinischen" Therapie alle drei Anteile aufzeigen läßt.

Eine so verstandene und angewandte Akupunktur muß mit dem notwendigen Ernst vertreten werden. Es dient keinesfalls der Sache, wenn, wie ich schon oft selbst erfahren habe, der „Akupunkturkünstler" seine Nadeln großzügig über Patienten und Personal verteilt. Eine gezielte Indikationsstellung und Therapie mit Diagnostik und Dokumentation ist zur Unterstützung einer adäquaten Wirkung selbstverständlich.

Aus diesen Überlegungen heraus sei noch ein **Hinweis für die Praxis** gestattet. Um eine Akupunkturtherapie effektiv zu machen, muß die **Compliance des Patienten** von Anbeginn an einkalkuliert werden. Da es sich um eine eher lang hinziehende Therapie handelt, bespreche ich mit den Patienten genauestens die ersten Therapieschritte. Ich mache ihnen deutlich, daß es für die Behandlung zunächst ein Grundschema gibt, welches je nach Bedarf modifiziert werden kann. Dieses Grundschema sieht wie folgt aus:

* 3 Wochen lang 3 Sitzungen pro Woche
* 3 Wochen lang 2 Sitzungen pro Woche
* 3 Wochen lang 1 Sitzung pro Woche.

So wird dem Patienten klar, daß er für eine Zeit von 9 Wochen an die Akupunkturtherapie gebunden ist. Die **Häufigkeit der Nadelung** kann anfangs auch bis auf zwei Behandlungen pro Tag für einen bestimmten Zeitraum bei intensiven Beschwerden gesteigert und im nachhinein etwas weiter ausgedehnt werden. Nur wenn beide , Patient und Arzt, dazu in der Lage sind, diese Therapiezeit einzuhalten, kann man mit der Behandlung von chronischen Erkrankungen beginnen. Abweichungen bei der Behandlung akut auftretender Beschwerden, wie z.B. Rückenschmerzen in der Schwangerschaft, sind selbstverständlich möglich (s. Kap.11).

6.5 Endorphine und Akupunktur bei der Geburt

Um die Bedingungen einer **Akupunktur zur Schmerzerleichterung unter der Geburt** darzustellen, muß man sich noch einmal mit den β-Endorphinen beschäftigen. Dies ist nicht unproblematisch, da es grundsätzliche Probleme gilt. Zahlreiche Arbeiten beschäftigen sich mit der Stimulation von β-Endorphinen durch Akupunktur (siehe bei 26). Auch aus anderen Bereichen der Literatur liegen unendlich viele Arbeiten zum Thema „körpereigene Opiate und Geburt" vor, u.a. eine recht gute Zusammenfassung der Vorgänge in Gynäkologie und Geburtshilfe, in dem von Distler und Beck (1990) herausgegebenen Buch (32).

Bei unseren eigenen Versuchen, diese Endorphin-Anstiege unter Akupunktur ebenfalls nachzuweisen, wurde deutlich, daß der Nachweis von ß-Endorphinen durchaus nicht unkritisch gewertet werden darf. Die zur Zeit zur Verfügung stehenden **Meß-Kits** der verschiedenen Firmen weisen eine erhebliche Schwankungsbreite in Bezug auf die gemessenen Substanzen auf. So haben wir in einer eigenen Arbeit Meßunterschiede von bis zum 10fachen Wert aus den gleichen Proben mit verschiedenen Kits erhalten können (33). Auf diese Problematik weist insbesondere Teschemacher (34) hin, der die mangelhafte Diffenzierungsmöglichkeit einzelner Molekülfragmente des ß-Endorphin mit den zur Verfügung stehenden Kits aufzeigt.

Wir wissen heute, daß das β-Endorphin-Molekül 1-31 keineswegs die einzige Erscheinungsform des β-Endorphins darstellt. Es gibt Molekülfragmente 1-26 und 1-27, 1-16 und 1-17, die verschiedene Eigenschaften haben. Offenbar könne auch Bruchteile des Moleküls zum eigenen Rezeptorblocker werden (35). Als Konsequenz aus diesen Untersuchungen läßt sich feststellen, daß die zur Verfügung stehenden Meß-Kits lediglich geeignet sind, gewisse Massenverschiebungen von Endorphinen festzuhalten, und daß es nicht möglich ist, zu erkennen, wo die einzelnen Bestandteile dieser gemessenen Gesamtspiegel im Körper freigesetzt werden. Desgleichen ist es auch nicht möglich, wirksame und unwirksame Zwischenprodukte voneinander zu trennen, da immer noch Vorstufen und Abbaustufen unselektiert mit erfaßt werden.

Für die **Geburtshilfe** kann folgendes festgehalten werden: Unter der Geburt steigt mit zunehmenden Wehen der ß-Endorphin-Spiegel im Serum als Ausdruck der Schmerzhaftigkeit des Geschehens deutlich an (Distler 1990 (32)). Unsere eigene Arbeit zeigte, daß es sich offenbar nicht um einen absoluten, sondern um einen relativen Anstieg um das 3 – 5fache des Ausgangsspiegels handelt (33). Daß ein schmerzbedingter Anstieg zugrunde liegt, kann man dadurch zeigen, daß bei der Anlage eines Periduralkatheters zur Schmerzlinderung der ß-Endorphin-Spiegel trotz weiterer Schmerzstimulation der Wehen, aufgrund der nun ausgeschalteten Schmerzempfindung wieder sinkt.

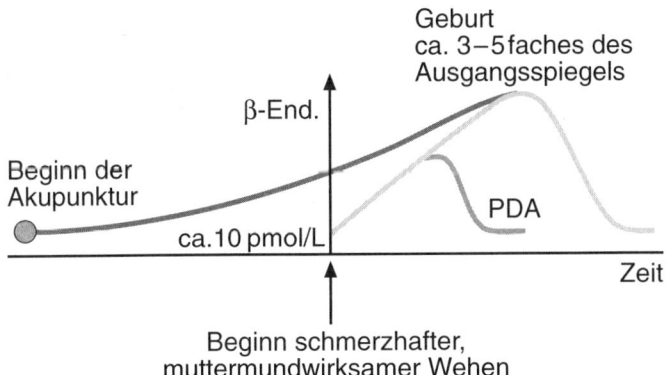

Wenn dieser Vorgang also vom Körper selbst induziert wird, und Akupunktur, wie schon dargestellt wurde, nicht dazu in der Lage ist, Prozesse zu provozieren, die über die körpereigenen Möglichkeiten hinausgehen, so bleibt berechtigterweise die Frage, was Akupunktur denn unter der Geburt noch an Erleichterung erreichen kann?

Es gibt nur eine Lösung dieser Frage, die sich eindeutig mit der klinischen Erfahrung deckt: Akupunktur muß **frühzeitig, schon beim Beginn noch nicht schmerzhafter Wehen** eingesetzt werden, um der Patientin sozusagen eine Vorgabe bis zum Beginn schmerzhafter Wehen zu ermöglichen (Zum genauen Zeitpunkt des Beginns s. Kapitel 10.2).

6.6 Stimulationsfrequenz

Zur notwendigen Stimulationsfrequenz, mit der die Mechanorezeptoren im Körper gereizt werden können, wurden bisher sehr viele Versuche gemacht. Die Literaturangaben schwanken erheblich zwischen 2–5 Hertz über 40 – 50 Hertz bis zu 100 Hertz und mehr (1 Hertz = 1 Erregung pro Sekunde).

Physiologisch betrachtet liegt die Reizung der Druck- Dehungsrezeptoren im Bereich zwischen 2 und 5 Hertz, und damit auch in dem Bereich, für den die Akupunkturwirkung vielfach bewiesen werden konnte (37, Seite 107). Manuelle Akupunktur, so wie sie in der traditionellen chinesischen Medizin bis zum heutigen Tage betrieben wird, kann gar nicht mit Frequenzen von 50 oder gar 100 Hertz arbeiten, weil diese Frequenzen an der Nadel mit manuellen Mitteln kaum provozierbar sind. Zwei bis fünf Hertz hingegen sind mit den bekannten Manipulationstechniken (s. unten) durchaus erreichbar.

Neben diesen Ergebnissen der aktuellen Forschung gibt es jedoch auch noch andere Stimulationswege, über deren Anwendungsbedingungen noch zu wenig Klarheit herrscht. So konnten sowohl Pomeranz und Mitarbeiter, als auch andere Untersucher zusätzliche Schmerzlinderungsmechanismen bei einer Stimulation mit Frequenzen um 100 Hertz nachweisen. Inwieweit dies therapeutisch genutzt werden kann, ist zur Zeit noch nicht entschieden (37, Seite 107 ff).

6.7 Einschätzung der Schmerzlinderungsfähigkeit von Akupunktur

Die klinische Bedeutung der Akupunktur als Schmerzlinderungsverfahren ist heutzutage unumstritten. Viele Anwender, aber auch ebenso viele durchaus kritische Schulmediziner akzeptieren, daß es möglich ist, mit entsprechenden Stimulationsverfahren eine Schmerzlinderung zu erzielen, die deutlich über den Plazeboeffekt hinausgeht (siehe hierzu 19). Gleichzeitig wird jedoch auch eindeutig darauf hingewiesen, daß die in der Laienpresse oft noch vertretende Meinung, Akupunktur könne grundsätzlich von Schmerzen befreien oder mache gar eine schmerzlose Geburt ohne Medikamente möglich, eindeutig relativiert werden muß. Realistisch und klinisch akzeptabel vertritt diese Position z.B. Jan Baum (38). Für die allgemeine Akupunktur, und speziell für die Geburtshilfe, findet man eindeutige Positionen z.B. bei Schuler (39) und Lackinger (40). Wir vertreten die Auffassung, daß Akupunktur unter der komplikationslos verlaufenden Spontangeburt bei konsequenter Anwendung auf einer Schmerzlinderungsstufe mit Dolantin steht.

Zum **Nachweis der Schmerzlinderungsfähigkeit** werden immer wieder entsprechende Laborversuche aus naturwissenschaftlicher Sicht gefordert. Wer sich ein wenig mit experimenteller Schmerzmessung befaßt, weiß, daß die Forschung hier nach wie vor großen Problemen steht. Jedwedes Schmerzempfinden ist zunächst einmal subjektiv ein Erleben des Individuums, auf der Grundlage seiner individuellen Erfahrung und Verarbeitung des Schmerzimpulses. Dies gilt sowohl für den täglich erlebten Schmerz, als auch für den Schmerz im Rahmen klinischer Studien.

Gerade im Bereich der Geburtshilfe kommen derart viele Vektoren die das Schmerzerleben und -empfinden beeinflussen zusammen, daß man davon ausgehen kann, daß sich Geburtsschmerz als solcher kaum quantifizieren läßt. Alle Arbeiten, die dennoch versuchen die Effektivität einer Akupunkturbehandlung unter der Geburt durch eine Reduktion des Schmerzmittelgebrauches oder andere Effekte zu belegen, ziehen als Vergleichsgruppe immer nichtgenadelte Patientinnen heran, ohne auf die Motivation der akupunktierten Frauen hinzuweisen.

Es ist für die gesamte Bevölkerung keineswegs selbstverständlich, daß Akupunktur uneingeschränkt als eine alternative Methode angenommen wird. So konnten wir im reinen Datenvergleich bei 206 Patientinnen, die Ende 1990 und im gesamten Jahr 1991 am Hildegardis Krankenhaus in Mainz unter der Geburt akupunktiert wurden zeigen, daß im Vergleich zur Gesamtzahl der in diesem Zeitraum Entbundenen (N = 1.820) ein deutlicher sozialer Unterschied besteht. Anhand der Verschlüsselung des Perinatalbogens haben wir die Berufstätigkeitsverschlüsselung von 1 bis 4 und von 5 – 7 zusammengefaßt. Gruppe 1 – 4 umfaßt stets Hausfrauen, in Ausbildung Stehende, Sozialhilfeempfänger und ungelernte Arbeiter, während die Gruppe 5 – 7 vom Facharbeiten über den hochqualifizierten Facharbeiter bis zum Akademiker reicht. Während wir bei den Müttern einen statistisch signifikanten Überhang in der Gruppe 5 – 7 noch nicht eindeutig zeigen konnten (wegen der hohen Zahl der „Hausfrauen", für die keine nähere Berufsbezeichnung erfaßt worden war), war dies für die Tätigkeit der Partner eindeutig und höchst signifikant (p 0,01) möglich (41). So findet man , daß Frauen, die Akupunktur als eine mögliche alternative Schmerzlinderungsmethode unter der Geburt aus unserem Angebot angenommen haben, hochsignifikant häufiger einen Partner haben der den Berufsgruppen 5, 6 oder 7 angehört. Daraus ergibt sich folgende Konsequenz: Bei Vergleichsstudien, in denen Akupunktierte und nicht Akupunktierte miteinander verglichen werden, müßte, um die Aussagekraft der Daten zu stabilisieren, die Motivation als Bewertungsfaktor einfließen, welche die entsprechenden Patienten bewogen hat, Akupunktur als Therapeutikum anzunehmen. Dieses erscheint uns äußerst schwierig, jedoch nicht unmöglich.

Bezüglich des unter Versuchsbedingungen untersuchten Schmerzes liegen bisher keine befriedigenden Ergebnisse zur Schmerzlinderungpotenz der Akupunktur vor. Eine sicherlich sehr interessante und ausführliche Arbeit bezüglich der Möglichkeit oder Nicht-Möglichkeit, Akupunktur im Plazeboversuch zu kontrollieren, wurde 1986 von Vincent und Richardson vorgelegt (42).

Grundsätzlich muß festgehalten werden, daß man sich der Diskussion um die Plazebowirkung und deren Anteil am Gesamtgeschehen nicht entziehen kann (siehe Kapitel 6.4). Diese Diskussion hat seit der Arbeit von Beecher (43) nicht aufgehört. Neben interessanten neueren Arbeiten, die vor allem zum klinischen Gebrauch Stellung nehmen (44, 45), gibt es aus der jüngsten Zeit aber auch eine preisgekrönte Arbeit, die den Plazeboeffekt gänzlich in Frage stellt (46).

Meiner Meinung nach ist es unabdingbar neben der klinisch inzwischen längst belegten Wirkung der Akupunktur auch experimentelle Bestätigungen vorzulegen. Dies erscheint besonders gut möglich mit dem Laborversuch, der von Bromm (47) konstruiert wurde. Bei diesem Versuch besteht im Gegensatz zu anderen Schmerzversuchen die Möglichkeit, eine Schmerzquantifizierung (zumindest im Labormodell) unabhängig von der Schmerzeinschätzung des Patienten vorzunehmen.

6.8 Triggerpunkte und Headsche Zonen

Die in den vorangegangenen Kapiteln ausgeführten Erklärungen zur Neurophysiologie der Akupunkturwirkung können nicht den Anspruch erheben, alle heute bekannten, physiologischen Grundlagen zu erfassen. Wenn auch die klinische Relevanz im Vordergrund steht, so gibt es doch einige Arbeiten über Akupunktur, die sich mit der Verbindung einer Reizung im Bereich der Headschen Zonen oder auch von Triggerpunkten mit Akupunktur beschäftigen (siehe hierzu 26).

6.9 Akupunkturpunkt-Suchgeräte und Hautwiderstand

Immer wieder wird versucht, ein anatomisch-histologisches Korrelat für Akupunkturpunkte und Meridiane nachzuweisen. Es gibt Untersuchungen zu verringerten Hautwiderständen über den Akupunkturpunkten, histomorphologische Untersuchungen, Versuche zur Darstellung der Meridiane mit Kaltlicht oder radioaktivem Material und entsprechend viele Untersuchungen, um all diese Theorien zu widerlegen. In diesem Zusammenhang wird nochmals auf die Übersichtsarbeit von Pomeranz (26) verwiesen, die das Für und Wider dieser Untersuchungen gegeneinander abwägt.

Es ist mit den zur Zeit auf dem Markt befindlichen Geräten zum Aufsuchen von Akupunkturpunkten kein reproduzierbares Ergebnis zu erzielen. Hauptsächlich der Anpreßdruck auf die Haut entscheidet über den gemessenen Widerstand.

Mit einer naturwissenschaftlicher Betrachungsweise ist es nicht möglich, die Meridian-Theorie zu stützen. Dennoch stehen viele Autoren nach wie vor ungebrochen zu diesem historischen Erklärungsversuch physiologischer Abläufe und bemühen sich, die absolute Notwendigkeit der Meridian-Kenntnis für eine erfolgreiche Akupunktur-Therapie zu begründen (z.B. 48).

6.10 Zusammenfassung

Als Resümee, gleichsam auch als Überleitung zum praktischen Teil unserer Ausführungen, sollen folgende Grundlagen einer neurophysiologischen Akupunktur festgehalten werden:

1. Akupunktur als überliefertes Verfahren der Stimulation bestimmter Muskelregionen ist in der Lage, Schmerzlinderung, Entzündungshemmung und Sedierung zu provozieren

2. Diese Stimulation ist im Hinblick auf den Wirkort unspezifisch und als Reaktion des ganzen Körpers zu verstehen.

3. Das traditionelle Gedankengebäude, ein als der damaligen Zeit angemessenes kybernetisches Modell zur Erklärung beobachteter neurophysiologischer Wirkungen, ist medizinisch-historisch wertvoll, kann aber nicht die Grundlage einer naturwissenschaftlichen Betrachungs- und Handlungsweise sein.

4. Akupunktur ist in dieser Form als ergänzende, körpereigene Kräfte ausnutzende Reiztherapie zu betrachten, die nach kurzer Einführung von den entsprechenden Berufsgruppen sinnvoll in primär schulmedizinisch orientierte Therapiepläne eingebaut werden kann.

5. Akupunktur darf sich nicht hinter einer „Pseudospezialisierung" verbergen, deren Sinn möglicherweise nur auf merkantilem Gebiet zu finden ist.

7 Praktische Anwendung

7.1 Patientenauswahl

Es ist selbstverständlich die Patienten zu nadeln, die sich freiwillig einer solchen Therapie unterziehen möchten. Niemals sollte die Akupunkturbehandlung durch Überreden des Patienten begonnen werden, ein Überzeugen bei offenen Fragen ist jedoch durchaus möglich und erlaubt.

Akupunktur bei Kindern ist eher schwierig, da ein sehr gutes Vertrauensverhältnis zwischen Kind und Behandler vorhanden sein muß, was durch die zu setzende Nadel erschwert wird. Unter Beachtung der Kontraindikationen, die weiter unten aufgeführt werden, ist es möglich, jeden Patienten mit einer geeigneten Indikation durch Akupunktur zu behandeln.

7.2 Indikationsstellung

Die Indikation zur Akupunkturbehandlung muß sorgfältig gestellt werden. Es ist selbstverständlich, zunächst eine schulmedizinische Abklärung der Beschwerden anzustreben, um einerseits die Behandlungswürdigkeit, andererseits auch die Behandlungsfähigkeit mit Akupunktur zu überprüfen.

So behandle ich niemals einen chronischen Kopfschmerz mit Akupunktur, wenn nicht unmittelbar vorher eine Abklärung beim Neurologen, Hals-Nasen-Ohren-Arzt und Augenarzt durchgeführt wurde, um eine möglicherweise notwendige schulmedizinische Therapie nicht zu übersehen. Gleiches gilt für andere Beschwerden, deren Äthiologie abgeklärt werden muß, bevor sie einer Akupunktur-Therapie zugeführt zu werden. Diese Untersuchungen müssen besonders sorgfältig durchgeführt werden, um niemals in den Verdacht der Scharlatanerie zu geraten.

Selbstverständlich ist es möglich, eine schwangere Patientin, bei der in der Schwangerschaft erstmals Rückenschmerzen auftreten, sofort zu behandeln. Ich erwarte dann aber von der Patientin, daß sie sich innerhalb der nächsten 10 Tage bei einem Neurologen oder Orthopäden zur Abklärung vorstellt.

7.3 Wer ist zur Behandlung mit Akupunktur berechtigt?

Derzeit dürfen Ärztinnen und Ärzte, Hebammen und Entbindungspfleger, Heilpraktikerinnen und Heilpraktiker sowie Krankenschwestern und Krankenpfleger – letztere unter ärztlicher Aufsicht entsprechend der Möglichkeit i.m.-Spritzen zu geben – akupunktieren. Da die hierzu notwendigen Kenntnisse auf dem Boden einer naturwissenschaftlichen Betrachtungsweise rasch und ohne besonderen Aufwand zu erlernen sind, besteht aus meiner Sicht keine Notwendigkeit für die Einführung einer „Pseudospezialisierung". Es gibt keinerlei Grund, warum der so geschulte Anwender zum Erlernen eines magischen Konzeptes gezwungen werden sollte.

7.4 Kontraindikationen

Grundsätzlich gibt es nur eine echte Kontraindikation. Es sind Gerinnungsstörungen, welche nicht nur durch den Mangel an bestimmten Gerinnungsfaktoren, sondern auch iatrogene z.b. durch eine Gerinnungshemmung unter Marcumar auftreten kann.

Ansonsten gibt es auch einige „Nichtindikationen" für eine Akupunkturbehandlung:

• Bösartige Erkrankungen sind nicht mit Akupunktur behandelbar, wohl aber Schmerzen oder eine chemotherapiebedingte Emesis im onkologischen Bereich.

• Akupunktur kann keine notwendige Antibiose ersetzen. Selbst wenn es einige Arbeiten zur Immunstimulation gibt, reicht dies dennoch nicht aus, um z.B. eine bakterielle Zystitis in der Schwangerschaft mit Akupunktur heilen zu können.

Insgesamt sind beim Einsatz der Akupunktur auch alle Kontraindikationen von Schmerzmitteln zu prüfen, damit durch eine Schmerzbehandlung nicht Symptome verdeckt werden oder eine notwendige andere Therapie verhindert wird.

7.5 Komplikationen

Unter der Akupunktur auftretende Komplikationen sind extrem selten. Dennoch sollte der Anwender die Komplikationsmöglichkeiten kennen, nicht zuletzt auch deshalb, um vom willkürlichen Gebrauch irgendwelcher Punkte abzusehen.

• **Blutungen** und **Hämatombildungen** nach Nadelungen treten selten auf und lassen sich mit einem kleinen Tupfer unter Kontrolle bringen.

• **Infektionen** bei unzureichender Hygiene sind mit gesundem medizinischen Verstand vermeidbar. So sollte es selbstverständlich sein, niemals in verschmutzte Wunden, durch verschmutzte Haut, in Follikolitispusteln oder sonst irgendwie veränderte oder entzündliche Hautbereiche hineinzustechen. Bei der Verwendung von sterilen Nadeln in normal sauberer Haut ist eine vorherige Behandlung mit einem Hautdesinfektionsmittel nicht zwingend notwendig (sieht man einmal von dem vielerorts durchgeführten „Ritual" des Aufsprühens und raschen Wegwischens eines Hautdesinfektionsmittels ab).

• **Orthostatische Dysregulationen** bei vegativ labilen Patienten müssen als Komplikationen einkalkuliert werden. Sie sind keinesfalls auf eine gezielte „Kreislaufwirksamkeit" irgendeines Akupunkturpunktes zurückzuführen, sondern zeigen lediglich die vegative Labilität des Patienten, die manchesmal zu einem kurzfristigen Kreislaufversagen führen kann. Wenn man grundsätzlich nur am liegenden Patienten akupunktiert, kann man diese Komplikation immer erfolgreich vermeiden.

• **Schmerzen bei unkorrektem Nadelsitz** sind als Komplikation nicht zu tolerieren. Eine wirklich schmerzhafte Nadel muß gezogen werden. Dem Patienten kann durchaus deutlich gemacht werden, daß ein sehr intensives Druckgefühl, wie es z.B. bei Dickdarm-4 ausgelöst wird, im Sinne der Sache ist. Brennende Schmerzen, wie sie manchesmal beim Durchstechen der Haut auftreten können (weil ein kleiner Hautnervenast getroffen wird), müssen jedoch nicht sein.

• Aus dem praktischen Alltag heraus ist eine weitere Komplikation, die „**vergessene Nadel**" zu erwähnen. Bei dichterem Haarschopf der Patientinnen kann es vorkommen, daß post partum vergessen wird die Nadeln am Kopf zu ziehen. Hier ist eine detaillierte Dokumentation jeder Akupunkturbehandlung sehr hilflich, da nach dem dokumentierten Nadelsetzen auch das Ziehen dieser Nadeln fest gehalten werden muß.

• Aus forensischen Gründen müssen Patienten vor Beginn einer Nadelung auch auf die **mögliche Sedierung** und die damit verbundene **Beeinträchtigung der Fahrtüchtigkeit** hingewiesen werden, wenn dies auch kaum praktische Bedeutung hat.

• Wichtig ist es, bei **Epileptikern** daran zu denken, daß eine Elektrostimulation **potentiell epileptogen** sein kann. Der gleichmäßige Impuls des Elektrostimulators kann durchaus epileptische Anfälle auslösen. Eine manuelle Stimulation mit ungleichmäßigem Rhythmus kann jedoch auch bei einer Epileptikerin zur Schmerzlinderung angewendet werden.

• Etwas dramatischer noch ist die Provokation eines **Pneumothorax**. Nicht der Einstich der sehr dünnen Nadel durch den Zwischenrippenraum ins Lungengewebe provoziert in diesem Fall einen Pneumothorax, sondern die im Zwischenraum liegende Nadel dann, wenn die Patientin ein- und ausatmet. Das Lungengewebe gleitet an der Nadelspitze entlang, wodurch es zu einem größeren Einriß kommt, der zur Provokation eines Pneumothorax ausreicht.

• Abschließend muß auch vor ungezielten „Punkte-Experimenten" ge-
warnt werden. Beliebige Punkte, die man von manchen „Akupunktur-
Spezialisten" genannt bekommt oder von denen man irgendwo gelesen
hat, einfach auszuprobieren, ist fahrlässig und wird der Sorgfaltspflicht
gegenüber den Patienten nicht gerecht. Es scheint fast überflüssig, aber
dennoch immer wieder notwendig darauf hinzuweisen, daß es absolut
gefährlich ist, Nadeln in Gelenkspalten, in Augenbulbusnähe, in die
Zwischenrippenräume oder die Gehörgänge zu setzen. Die in diesem
Buch vorgestellten Punkte haben sich diesbezüglich in der Praxis als
völlig ungefährlich bewiesen. Deshalb möchte ich noch einmal beto-
nen, daß ein risikofreudiges Nadeln nicht zu einer Steigerung des Aku-
punktureffektes beiträgtn.

7.6 Die Nadeln

Zum Nadeln verwenden wir ausschließlich Einmalnadeln. Es gibt immer
noch, vor allen Dingen aus China importierte, wiederverwendbare Nadeln, die sterilisiert werden müssen. Diese Nadeln, deren Durchmesser
ebenfalls nur im 10tel mm-Bereich liegt, werden nach entsprechend häufigen Sterilisationen materialmürbe, so daß es zum Abbruch von Nadel-
stücken innerhalb des Körpers kommen kann. Um diese Komplikation zu
vermeiden, und auch aus hygienischer Sicht, sollte man grundsätzlich auf
die Einmalnadel zurückgreifen.

Im Einmalnadelbereich gibt es hauptsächlich zwei Gruppierungen:

Silikonisierte Nadeln tragen wie alle anderen Einmalnadeln des klinischen Bereiches eine hauchdünne Silikonschicht, die den Durchtritt
durch die Haut und das Eingleiten ins Gewebe durch die Reibungsmin-
derung des Silikons erleichtert.

Nichtsilikonisierte Nadeln, deren Produktion im Zusammenhang mit
der Diskussion um Silikonbrustimplantate aufgenommen wurde, ermöglichen es auch dem kritischen Patienten eine „silikonfreie" Akupunktur
anzubieten.

Die Materialwahl kann aus physiologischer Sicht auf Stahl beschränkt
bleiben. Die chinesische Tradition sieht verschiedene Metalle wie Gold
und Silber nach den Regeln der Entsprechungsmedizin im Rahmen des
Fünf-Elemente-Systemes vor. Unterscheidbare physiologische Wirkungen kann man beim Gebrauch von Gold- oder Silbernadeln gegenüber
Stahlnadeln nicht erwarten.

8 Ausgewählte Punkte

Wir haben uns bei der Auswahl der zu nadelnden Punkte nach der Häufigkeit der Benutzung und nach neurophysiologischen Überlegungen gerichtet. Trotz der Problematik bei der Auswahl des Punktes Du MAI 20 (chinesischer Eigenname „BAIHUI"), wie sie von Lehmann (16) beschrieben wurde, hat dieser Punkt bei sehr vielen klinischen Anwendern in der Praxis eine milde Sedierung vielfach bewiesen (39). Auch eine histologische und neurophysiologische Erklärung für die sedierende Wirkung wurde aus naturwissenschaftlicher Sicht beschrieben (49).

Der im folgenden ausgewählte Punkt **Dickdarm-10** vermag ein mildes De Chi-Gefühl zu erzeugen und vermeidet im Gegensatz zu dem wahrscheinlich etwas häufiger gebrauchten Punkt Dickdarm-11 das Risiko, mit der Nadel in Gelenknähe zu kommen.

Dickdarm-4 wird von allen Autoren in Theorie und Praxis einstimmig als der **am wirksamsten** zu nadelnde Punkt beschrieben. Ähnliches gilt für den Punkt **Magen-36**, bei dem sich das De Chi-Gefühl ebenfalls sehr deutlich provozieren läßt. Zudem erscheint er uns als geeignete Alternative zur Nadelung an Hand oder Arm.

Die beiden weiteren ausgewählten Punkte **NAIMA** und **WAIMA**, die gemäß traditioneller Nomenklatur als Extrapunkte zu zählen sind, wurden deshalb ausgewählt, weil sie einerseits sehr gut zugänglich sind, andererseits von uns fast nur zur Elektrostimulation genutzt werden. Es kommt bei der Elektrostimulation nicht darauf an, die Punkte exakt zu treffen. Die Elektrostimulation erfaßt einen wesentlich größeren Bereich der Muskulatur , so daß hier ein ganzes Bündel von Muskulatur in den Prozeß der Akupunktstimulation mit einbezogen ist (s. auch 19).

Die **Rückenpunkte** letztendlich, die nach traditioneller Sicht auf dem Ast des inneren Blasenmeridians zu finden sind (Blase 23 bis Blase 27), zeigen neben dem gut auslösbaren De Chi-Gefühl bei der Elektrostimulation einen zusätzlichen, nicht akupunkturgebundenen Effekt: Sie erlauben es, durch die Therapie mit Strom den muskelrelaxierenden Effekt des Stromes auszunutzen. So braucht man nicht mit höheren Strömen zunächst durch die Haut, wie dies bei entsprechenden Reiztherapien in der Schulmedizin der Fall ist, sondern kann mit Hilfe der Nadel direkt in die oftmals brettharte, verspannte Muskulatur eingehen und dort neben einem positiven Akupunktureffekt einen zusätzlichen physikalischen Effekt erzielen.

Allen Punkten gemeinsam ist die **Ungefährlichkeit** beim Nadeln. Bei sorgfältigem Umgang mit dem Instrument Akupunktur kann an diesen Punkten kein Schaden gesetzt werden, so daß sich die Anwendung für alle Indikationen in der Geburtshilfe ohne jede Komplikation bewährt hat.

8.1 Der Punkt DU-MAI-20

Der Punkt DU-MAI-20 hat neben der ihm zugesprochenen sedierenden Wirkung, deren histomorphologisches Korrelat noch kurz besprochen werden soll, eine für die Erstbegegnung des Patienten mit Akupunktur weitere wichtige Bedeutung.

Die Erfahrung zeigt, daß die Patientin bei der ersten Akupunktur immer einen gewissen Respekt vor dem Nadeleinstich haben. Gerade am Punkt DU-MAI-20 läßt sich, eine gewisse Übung des Akupunkteurs vorausgesetzt, dem Patienten sehr gut demonstrieren, daß Akupunktur nicht weh tut. Der Bereich der ehemaligen kleinen Fontanelle, dessen subkutanes Gebiet hier gereizt werden soll, macht es möglich, ohne große Schmerzen eine Nadel zu setzen. Der Patient, der den Einstich selbst nicht visuell verfolgen kann, kann so die vom Akupunkteur behauptete Nichtschmerzhaftigkeit des Nadelns sehr gut nachempfinden.

Wenn bei einem Erstkontakt der Punkt Dickdarm-4 gestochen wird, kommt es immer wieder zu unangenehmen vegetativen Begleitreaktionen der Patienten, die nicht zuletzt durch das visuelle Verfolgen des Nadeleindringens in den Körper verstärkt werden.

• Der Punkt DU-MAI-20 befindet sich im **Bereich der ehemaligen kleinen Fontanelle.** Für diesen Bereich konnte Heine (49) zeigen, daß sich Nervenfasern darstellen lassen, die von der Dura mater, begleitet von Vene und Arterie, durch präformierte Knochenkanälchen bis in das Subkutangewebe ziehen. Eine direkte Verbindung zwischen Schädeläußerem und Schädelinnerem ist damit gegeben. Mögliche elektrische Ladungsverschiebungen werden von Heine aufgrund der sich im subkutanen Gewebe ausbreitenden unspezifischen Reizung des Gewebes für die mild sedierende Wirkung aufgezeigt.

• Fest steht, daß es in diesem Bereich einer durchaus **kräftigen Stimulation** bedarf. Deshalb muß die **Nadel** auch in ausreichender Länge, ca. **2–2,5 cm,** tief in den Bereich zwischen Haut und Kalotte gesetzt werden.

- Die Tradition sieht ein Nadeln in Meridian-Richtung vor. Dies bedeutet, daß hier von kranial nach kaudal gestochen werden muß. Die sogenannten Extrapunkte, die bei einigen Autoren kreuzförmig um Du-Mai-20 herum angeordnet werden, dokumentieren offenbar nur die Tatsache, daß oftmals die Reizung mit einer Nadel aus unserer klinischen Erfahrung heraus nicht ausreichend ist, um den gewünschten Effekt zu erzielen.

- Aufgrund praktischer Erwägungen ziehen wir es vor, die **ersten beiden Nadeln** etwa im Verlauf der Y-förmig auseinanderlaufenden Schädelnähte zu setzen, um ein Festhaken der Nadelspitze zu vermeiden. Entscheidend ist die lokale Gewebsreizung, deshalb ist die Beachtung der Stichrichtung unerheblich.

- Patienten, die sich zur Akupunktursitzung hinlegen, aber auch Patientinnen, die Akupunktur unter der Geburt in Anspruch nehmen und sich dabei hin und wieder hinlegen möchten, sollten nur von kranial nach kaudal genadelt werden, wie dies in der Abb. angedeutet ist, da man bei einer (zusätzlichen) Nadelung von kaudal nach kranial beim Auflegen des Hinterkopfes durchaus Probleme mit umgebogenen Nadeln provozieren könnte.

DU-MAI-20

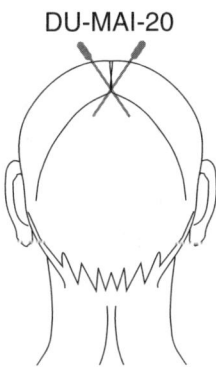

- Das **Auffinden des Punktes** ist nicht besonders schwierig. Zwei Hilfsmöglichkeiten können das palpatorische Suchen des Punktes unterstützten:

1. Man kann die Hand des Patienten zu Hilfe nehmen und die Handwurzel an den Haaransatz setzen. Der nach hinten weisende Mittelfinger liegt mit der Fingerkuppe meist ungefähr im Bereich der ehemaligen kleinen Fontanelle.

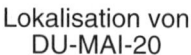

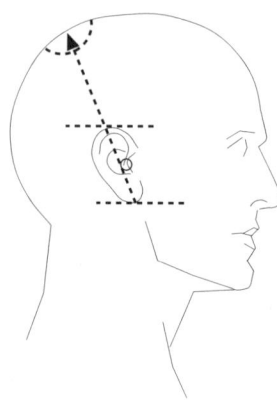

2. Eine andere Möglichkeit besteht darin, daß sich der Akupunkteur, seitlich neben der Patientin stehend, an deren Ohr orientiert. Eine durch den tiefsten und den höchsten Punkt des Ohrläppchens gedachte Gerade, landet (meistens) im Bereich der ehemaligen kleinen Fontanelle. Ein großzügiges, suchendes Vor- und Zurückgleiten des Mittelfingers der linken Hand (beim Rechtshänder) ermöglicht eine eindeutige Lokalisation des Punktes. Sollte dies einmal nicht gelingen, setzt man an dem am wahrscheinlichsten erscheinenden Punkt eine Nadel. Befragte man die Patienten nach 10 oder 15 Minuten, ob sie im Kopfbereich etwas spüren, und wird dann die typische Antwort: „Ja, ich habe ein Druckgefühl auf dem Kopf" oder „Ich habe das Gefühl, als hätte ich einen Hut auf", gegeben, so liegt die Nadel aus klinischer Sicht richtig. Ist dies nicht der Fall, korrigiert man den Nadelsitz.

• Die bereits beschriebene **Gewebsreaktion** auf das Nadeln erfordert Zeit. Man muß ca. **30 Minuten** ansetzen, bis die entspannende und sedierende Wirkung eingetreten ist. Dies ist auch als Mindestliegezeit der Nadel anzusehen.

• Das **Setzen der Nadel** erfolgt in zwei Phasen: Der suchende Finger der linken Hand bleibt auf der Stelle der ehemaligen kleinen Fontanelle liegen. Die rechte Hand setzt die Nadel im Winkel von etwa 45 Grad auf die Haut auf und sticht mit einem festeren oder mehreren kleinen Rucken einmal durch die Haut. Wird die Nadel frei, so wie man dies z.B. vom Eindringen in ein Blutgefäß beim Blutabnehmen her kennt, muß die Nadel abgeflacht und zwischen Haut und Knochen weiter geführt werden. In der Regel ist dies ohne Komplikationen möglich.

- Ein **erschwertes Vorschieben der Nadel** tritt meist dann auf, wenn die Nadel nicht ganz die Haut durchdrungen hat und innerhalb der Lederhaut weitergeführt wird. Dies ist nicht nur schwierig ist, sondern wird auch vom Patienten als deutlich unangenehm erlebt.

- Eine weitere Komplikation tritt dann auf, wenn die Nadel zu tief und zu fest auf den Knochen gesenkt wird. Die Nadelspitze gabelt in der Regel dann das Periost auf und wühlt sich beim Voranschieben zwischen Knochen und Periost vor, was ebenfalls zu unangenehmen, schmerzhaften Erlebnissen führen kann. Orientiert man sich nach dem Stich durch die Haut an der Leichtgängigkeit der Nadel, so kann dies ein Maß für die richtige Plazierung sein.

8.2 Der Punkt Dickdarm 10

- Der Punkt Dickdarm-10 liegt im Bereich des kranialen Teil des Unterarmes in der tiefen Skelettmuskulatur.

- Er ist wie alle anderen Muskelpunkte analgetisch wirksam, jedoch aufgrund einer etwas weniger starken Vermittlung des De-Chi-Gefühls eher als „**Einsteigerpunkt**" zu betrachten. Er ermöglicht es dem akupunkturunerfahrenen Patienten sich mit dem Gefühl der Muskelnadelung vertraut zu machen.

- Der Einsatz unter der Geburt ist deswegen problematisch, weil der Arm bei der Nadelung ruhig liegen sollte. Bei leichten Schwangerschaftsproblemen wie Hyperemessis oder leichten vorzeitigen Wehen hat sich dieser Punkt jedoch bewährt.

- Der Dickdarm-Meridian beginnt am Ende des zweiten Fingers und zieht über den Raum zwischen Daumen und Zeigefinger auf der Höhe der Unterarmmuskulatur bei angewinkeltem Arm und aufrechtgehaltener Handfläche entlang. Er läuft über die auslaufende Falte, die sich zwischen Ober- und Unterarm bildet, zum Kopf. Am Ende dieser auslaufenden Falte findet man den Punkt Dickdarm 10.

- Ein wenig handwärts, in der Mitte der beiden kranialen Viertel des Unterarmes (Abb. 19), findet man ein auf Druck deutlich sensibles Gebiet in der Muskulatur. Es läßt sich in der Regel auch ein Punctum maximum herauspalpieren, welcher dann als Punkt Dickdarm-10 genadelt werden kann.

Der Punkt Dickdarm 10

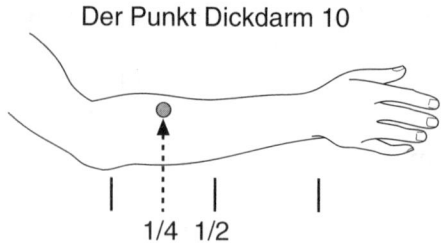

1/4 1/2

- Die Nadel wird senkrecht auf eine gedachte Mittelachse des Armes zu bewegt, bis der Patient das typische Druck (De-Chi)-Gefühl angibt.

- Läßt sich dies nicht auf Anhieb provozieren, so kann die Nadel nochmals fast ganz herausgezogen werden, um den Hauteinstich nicht ein zweites Mal notwendig zu machen. Man kann den Nadelsitz ein- oder zweimal korrigieren, bis der gewünschte Effekt erreicht wird.

- Die Stimulation der Nadel unterliegt bestimmten **Bedingungen**. Es ist aus physiologischer Sicht notwendig, das provozierte De-Chi-Gefühl aufrechtzuerhalten. Nach dem Setzen der Nadel wird man in der Regel immer bemerken, daß das De-Chi-Gefühl innerhalb von wenigen Minuten verschwindet. Um es zu erhalten, gibt es mehrere Möglichkeiten.

- Klassisch chinesische Maßnahmen sind eine Drehung oder eine rasches Auf- und Abbewegen der Nadel im Millimeterbereich. Eine Drehung der Nadel sollte nur um maximal 180 Grad hin und zurück erfolgen, da ein ständiges Drehen in nur einer Richtung durch Aufwickelung feinster Kollagenfasern um die Nadel herum häufig zu Schmerzen führt. Das rasche Auf- und Abbewegen der Nadel hat gerade in einem gut durchgebluteten Gewebe wie der Muskulatur den Nachteil, daß oft ein Hämatom im Gewebe provoziert wird.

- Eine sehr einfache Möglichkeit besteht darin, mit dem Finger über den aus dem Gewebe herausragenden Nadelgriff zu schnippen. Diese Form der Stimulation kann durchaus auch vom Patienten selbst oder z.B. im Kreissaal vom Partner mit übernommen werden. Die Häufigkeit der Stimulation richtet sich nach dem De Chi-Gefühl, das nur vom Patienten erspürt werden kann. Immer wenn dieses Gefühl nachläßt, sollte nachstimuliert werden. In der Regel sind 2 – 3 Stimulationen in 30 Minuten notwendig.

8.3 Der Punkt Dickdarm 4

- Der Punkt Dickdarm 4, sicher der am häufigsten gebrauchte Punkt, liegt in der Muskulatur zwischen Daumen und Zeigefinger. Es handelt sich hierbei oberflächlich um den Muskulus interosseus dorsalis I und darunter gelegen um den Muskulus adductor policis. In diesem Gebiet kann man schon bei locker gehaltener Hand mit dem Daumennagel ein deutliches, meist unangenehmes Druck (= De-Chi) Gefühl provozieren.

- Die Nadelung wird in unzähligen Varianten beschrieben. Wichtig erscheint uns, daß unter der Nadelung das typische De-Chi-Gefühl ausgelöst wird, weniger wichtig das millimetergenaue Einhalten des Einstichortes.

- Ein direktes Einstechen über dem Muskel führt häufig zu sehr kräftigen Scherbewegungen der Nadel in der Muskulatur, was wiederum Hämatombildung zur Folge hat. Ein Nadeln vom Gebiet der Hautfalte zwischen Daumen und Zeigefinger aus oder gar von der Handfläche aus, wie wir es schon gesehen haben, ist sehr schmerzhaft.

- Wir selbst ziehen eine Nadelung mit einem Einstich auf der Muskelhöhe, etwas neben der zwischen Daumen und Zeigefinger auslaufenden Falte als günstig an.

- Der Akupunkteur drückt den Daumen des Patienten mit Hilfe seiner li. Hand an die Hand des Patienten. Hierdurch stellt sich die Muskulatur passiv dar, ist entspannt und somit einer Akupunktur gut zugänglich. Zusätzlich sollte das Hautareal über der Einstichstelle leicht gespannt werden, um den Durchstich nicht durch zu weiche Hautverhältnisse zu schmerzhaft zu machen.

Der Punkt-Dickdarm 4

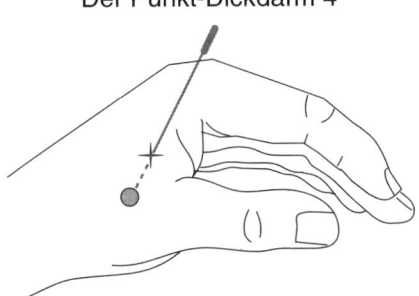

- Nachdem die Nadel die Haut durchdrungen hat, sollte man einige wenige Sekunden loslassen und warten, bis der Hautdurchstichschmerz vorüber ist. Dann kann man die Nadel weiter leicht schräg nach cranial in den Bereich zwischen Daumen und Zeigefinger, etwa 1 CUN hinter der Hautfalte in die Muskulatur plazieren.

- Man wird sehr rasch bemerken, daß die Plazierung der Nadel recht einfacht ist, gelingt es doch ohne große Schwierigkeiten das De-Chi-Gefühl bei fast jedem Patienten auszulösen. Mit der Zeit stellt sich jedoch auch bei gewisser Fertigkeit die Möglichkeit ein, dieses Nadelungsgefühl zu optimieren, da in dem hier angesprochenen Bereich eine Punktum maximum Nadelung bei gezieltem Nadelsetzen möglich ist.

- Auch dieser Punkt wird wie alle anderen Muskulaturpunkte bei jedweder Form von Schmerz eingesetzt. Der damit verbundene entzündungshemmende Effekt wird immer mit genutzt.

8.4 Der Punkt Magen 36

- Der Punkt Magen 36 liegt im Bereich des Unterschenkels. Es bietet sich damit eine Ausweichmöglichkeit für die Nadelung am Arm an. Bei grundsätzlich gleicher Wirkweise in Bezug auf Schmerzlinderung und Entzündungshemmung ist nach unserer Erfahrung die Elektrostimulation im Beinbereich weniger unangenehm als im Armbereich.

- Der Punkt liegt etwa 1,5 CUN (s. Kap. 3.5) vor und 1,5 cm unterhalb des Fibulaköpfchens. Er wird nur bei total entspannter Beinmuskulatur, die nur in Seitenlage gegeben ist, genadelt.

- Die auf der Seite liegende Patientin, sollte immer bequem liegen. Das zu akupunktierende Bein wird etwas nach vorne, das darunter liegende etwas nach hinten gelegt. Man kann sich dann mit der flachen Hand, die auf die Wade aufgelegt wird, Richtung Kniegelenk tasten. Der erste Knochenvorsprung, den man etwa in der Mittellinie des Unterschenkels ertastet, ist das Wadenbeinköpfchen (Fibulaköpfchen). Verwechselungsgefahr besteht mit der Tuberositas tibiae, die man oftmals dann ertastet, wenn lediglich die Fingerspitzen im Bereich des Schienbeines auf die Haut aufgelegt werden.

- Vom Fibulaköpfchen kann man (auch ohne Anlegen des Patientendaumes) etwas nach vorne gleiten und landet in einer Muskelkuhle, die sich zwischen dem Musculus tibialis anterior und dem Musculus pero-

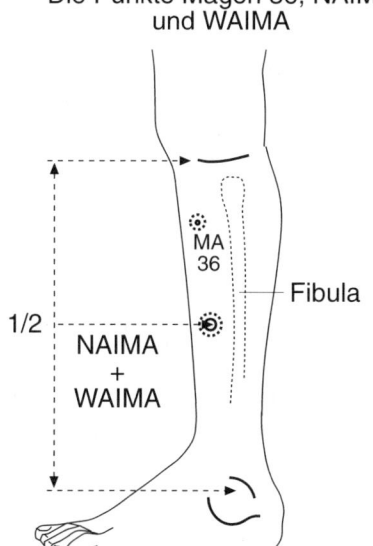

Die Punkte Magen 36, NAIMA
und WAIMA

neus longus bildet. Gleitet man von dort aus nochmals die gleiche Strecke nach distal, so daß sich zwischen dem Ausgangsort Fibulaköpfchen und dem Endpunkt ein gleichschenkeliges Dreieck bildet, so liegt man über dem Punkt Magen 36.

- Viele Patienten können schon auf Druck mit dem Finger das De-Chi-Gefühl empfindet. Die Nadel wird senkrecht auf eine gedachte Mittelachse des Beines hin geführt, bis das das De Chi-Gefühl ausgelöst wird (siehe Zeichnung).

8.5 Die Punkte NAIMA und WAIMA

- Wie oben ausgeführt erscheinen uns die Punkte NAIMA und WAIMA in Bezug auf eine Elektrostimulation deshalb besonders günstig, weil so ein großer Bezirk der Unterschenkelmuskulatur bei Elektrostimulation mit stimuliert wird, so daß der Akupunktureffekt sehr gut ausgenutzt werden kann.
- Die Punkte liegen im Bereich des Beines, was den Patienten nach unserer Erfahrung das unangenehme Gefühl einer Elektrostimulation deut-

lich weniger heftig spüren läßt als bei einer Elektrostimulation am Arm oder gar an der Hand.

• Sie befinden sich beide in der Mitte des Unterschenkels zwischen Kniegelenksspalte und Knöchel, NAIMA medial des Schienbeines, WAIMA lateral (Eselsbrücke: NAIMA liegt innen, WAIMA liegt außen).

• Man kann sich, die Nadel zwischen Zeigefinger und Mittelfinger wie eine Zigarette haltend, den Unterschenkel durch zwei Handspannen mitteln. Der kleine Finger der li. Hand und der kleine Finger der re. Hand werden jeweils auf den Knöcheln und auf die Mitte des Kniegelenkes (möglichst den Kniegelenkspalt palpieren) gelegt. Die Daumen werden in der Mitte des Unterschenkel zusammen geführt.

• Sollte dies bei zu langen Unterschenkeln nicht gelingen, kann man den Zeigefinger der linken Hand in die Mitte der verbleibenden Reststrecke setzen.

• Von dort aus geht man 90 Grad zur Vorderkante des Schienbeines nach vorne, bis der Zeigefinger auf der seitlichen Schienbeinkante zu liegen kommt. Mit dem Mittelfinger greift man über das Schienbein hinweg und legt ihn von medial an das Schienbein heran, so daß letzteres nunmehr von beiden Finger wie zwischen eine Gabel gefaßt wird.

• Jeweils lateral der Finger, die als Sicherheitsabstand zum Schienbein zu betrachten sind, wird die Nadel in das Muskelgewebe geführt, wobei sich ein De-Chi-Druckgefühl vor allem am Punkte WAIMA sehr rasch einstellen wird. Im Bereich des NAIMA Punktes ist das De-Chi-auslösende Areal oft nicht auf Anhieb zu finden, da es sehr weit in der Tiefe liegt, was angesichts der dann folgenden Elektrostimulation auch gar nicht notwendig ist.

9 Elektrostimulation

Die Imitation der manuellen Stimulation einer Akupunkturnadel mit elektrischem Strom ist ein inzwischen routinemäßig gebrauchtes Instrument, welches sowohl im Mutterland der Akupunktur als auch bei uns häufig angewendet wird. Aus physiologischer Sicht wurde bereits dargelegt, daß die Stimulation mit einer Frequenz von 2 – 5 Hertz stattfinden muß. Stimulationen in anderen Frequenzbereichen bedürfen weiterer Untersuchungen und entsprechender Effektivitätsnachweise.

Zur Verfügung steht eine ganze Reihe von Instrumenten, deren einfach-
ste aus dem Bereich der TENS-Geräte kommen. Hier gibt es schon Geräte
um 100,— DM die, batteriebetrieben, aus unserer Sicht für eine Elektrostimulation vollkommen ausreichen. Es ist jedoch auch möglich, digitalen
Comfort mit einzubringen, so daß es auch teurere Stimulationsgeräte bis zu
1.000 oder gar über 1.000 DM gibt, die zwar ein technikbegeistertes Herz
höher schlagen lassen, andererseits aber keine zusätzlichen (aus naturwissenschaftlicher Sicht nutzbaren) therapeutischen Optionen bieten.

• Die Geräte werden zweckmäßigerweise mit sehr kleinen Klemmen und
  langen Kabeln an die liegenden Nadel angeschlossen, wobei die Ab-
  stände zwischen zwei Nadeln nicht zu groß sein sollten (max. 6 – 8 cm).

• Der Akupunkteur stellt den Reiz so ein, daß er vom Patienten deutlich
  gespürt wird. Danach kann der Patient das Gerät selbst so einstellen,
  daß sich der Reiz immer gerade unterhalb der Schmerzschwelle befindet .

• Das in der Regel dabei begleitend auftretende Muskelzucken mag
  zunächst irritieren, ist jedoch völlig harmlos: im Gegenteil es dokumentiert sogar die deutliche Einbeziehung der entsprechenden Muskulatur in den Stimulationsprozeß.

• Die Impulsbreite aller Geräte liegt im Bereich von 0,1 – 0,3 Milisekunden
  und ist bei den etwas komfortableren Geräten nochmals separat ein-
  stellbar.

• **Tip:** Sollte der Patient trotz eingestelltem Gerät nichts spüren, so muß
  man die Klemme ein- bis zweimal an der Nadel hoch und runter ziehen,
  da die Silikonschicht auf der Nadel isolieren kann.

10 Akupunktur zur Vorbereitung und Begleitung der Geburt

10.1 Vorbereitung und Information der Patientin

Nach den ersten Erfahrungen beim Einsatz der Akupunktur in der Geburtshilfe versuchten wir Abhilfe für die Situation zu schaffen, die sich beim Erstkontakt einer Patientin mit beginnenden Wehen im Kreißsaal ergab. Es war trotz vielfältiger Bemühungen kaum möglich, gerade einer Erstgebärenden, die mit der gesamten Situation ohnehin oftmals am Rande ihrer Belastbarkeit ankommt, auch noch etwas über Akupunktur, deren Wirkung und Therapieweise zu erklären. In Gesprächen mit dem bekannten Praktiker Schuler (39) wurde die Notwendigkeit einer Vorbereitungsveranstaltung deutlich.

So hat es sich bewährt, Patientinnen, die möglicherweise eine Akupunktur zur Schmerzlinderung unter der Geburt annehmen wollen, eine Einführung in die Akupunktur, etwa vom Beginn der 36. SSW an, anzubieten. Sinn dieser Veranstaltung ist es, den Patientinnen in wenigen Worten die Hintergründe unserer Akupunkturauffassung zu verdeutlichen. Hierbei sollte kein langer Vortrag über neurophysiologische Grundlagen gehalten, sondern auf die Möglichkeit der Stimulation körpereigener Schmerzlinderungsvorgänge durch die Akupunktur Bezug genommen werden.

Aus dieser Veranstaltung ergaben sich weitere positive „Kennenlern-Situationen". Die Patientinnen lernten durch das wöchentliche Nadeln etwa ab der 36. SSW das Haus und damit auch den Entbindungsort selbst kennen. Da wir uns bei dieser Vorbereitungsveranstaltung abwechselten (Ärzte und Hebammen), lernten die Frauen außerdem schon vor der Geburt einige Geburtshelfer und Hebammen der Abteilung kennen, womit einem typischen Manko der stationären Geburtshilfe zumindest teilweise Abhilfe geleistet werden konnte.

Außerdem lernten sich die Patientinnen, die sich für Akupunktur interessierten, untereinander kennen, was ebenfalls einen unschätzbaren Vorteil bedeutete. So erfuhr die einzelne Patientin, daß sie sich nicht irgendeiner exotischen Therapieform als einzelne Interessierte zugewandt hatte, sondern daß es durchaus eine Reihe anderer Patientinnen gibt, die sich ebenfalls ernsthaft mit dieser Methode auseinandersetzen.

Aus dem Kreis der Patientinnen kam der Vorschlag, die Ehemänner bzw. Lebensgefährten mitzubringen, den wir dankbar aufgriffen. So wurden in

der Regel auch die Partner, die in bis zu 85 % der Fälle zur Vorbereitungs-
nadelung erschienen, mitgenadelt; letztendlich auch um im Rahmen der
Geburtsvorbereitung einen weiteren partnerschaftlichen Aspekt mit zu
ermöglichen. Für die Männer bedeutet dies eine entspannende, wohltuende Ruhe-Insel.

Praktischerweise findet diese Vorbereitungsveranstaltung in einem Gym-
nastikraum oder in ähnlichen Räumlichkeiten statt. Die Patientinnen sollten die Möglichkeit haben, sich auf Gymnastikmatten hinzulegen. Eine
Kopfunterlage mußte bereitgehalten oder von den Patientinnen mitge-
bracht werden.

Nach kurzen Einführungsworten werden bei der Vorbereitungsveranstaltung die beiden Punkte Du-Mai-20 und Dickdarm-10 genadelt, um einerseits die Nadelung am Kopf, andererseits die typische Muskelnadelung mit Dickdarm-10 kennenzulernen. Drei- bis viermaliges Nadeln vor
der Geburt ermöglicht es so der Patientin eine gewisse Routine im Umgang mit der Nadel zu erwerben. Nach unseren Unterlagen rekrutierten
sich die Patientinnen, die später Akupunktur unter der Geburt in Anspruch nahmen, zu 88 % aus diesem Kreis.

10.2 Die Nadelung zur Geburt

Mit der in diesem Buch beschriebenen Form der Akupunktur haben wir
inzwischen schon sehr viel Erfahrung sammeln können. Die Erfahrung
zeigt, daß am ehesten die Hebamme dazu in der Lage ist, die Notwendigkeit schmerzlindernder Maßnahmen bei der Patientin zu beurteilen und
auch einzuleiten. Gerade bezüglich der Akupunktur hat sich die Tätigkeit
der Hebamme als besonders wichtig erwiesen, da ein häufiges und wie-
derholtes Nadeln unter der Geburt notwendig ist, was den im Kreißsaal-
bereich Dienst tuenden Ärzten oftmals zeitlich gar nicht möglich ist.

Wir haben diese Form der Akupunktur schon über 200x an deutschsprachigen Kliniken in Kursform unter der Bezeichnung **AKU-NATAL** wei-
tergegeben. Die Erfahrungen mit dieser einfachen und praktikablen Akupunktur sind durchweg sehr positiv.

Idealerweise kommt die Patientin durch eine Vorbereitungsveranstaltung
mit der Akupunktur vertraut zur Entbindung. Sie sollte bei der Aufnahme
schon darauf hinweisen, daß Sie eine Akupunktur unter der Geburt in Anspruch nehmen möchte.

- Vor Beginn der Akupunktur sollten zunächst alle Aufnahmeformalitäten erledigt werden. So können Papierkrieg, Aufnahmeprozeduren wie Blutabnahme und Ultraschall und auch das Beziehen des Zimmers eine Akupunktur nicht mehr stören.

- Die mit einem geburtsbereiten Muttermundsbefund aufgenommene Patientin muß jetzt schon, ohne daß die Wehen schmerzhaft geworden sind, mit einer Akupunkturtherapie beginnen.

- Die Einschätzung, ob es sich um effektive oder noch nicht effektive Wehen handelt, muß von der Hebamme oder der diensthabenden Ärztin/Arzt vorgenommen werden.

- Dann beginnt man mit einer Nadelung bei Du-Mai-20. Diese Nadel kann, wenn die Geburt weiterläuft, bis zum Ende der Geburt liegenbleiben.

- Gleichzeitig muß man aber auch mit einer schmerzlindernden Nadelung beginnen, wozu sich **Dickdarm-4** eignet.

- Wir haben versucht die **Zeitabläufe** in einem Schema zusammenzufassen (s. Abb. S. 66). Dieses Schema sollte jedoch keineswegs als starre Richtlinie betrachtet werden, sondern lediglich als roter Faden für eine Nadelung unter der Geburt.

- Nach einer etwa halbstündigen Nadelung von Dickdarm-4 wird die Nadel wieder gezogen.

- Eine **Nadelungspause** unter Liegenlassen der Du-Mai-20-Nadel folgt, um ein zu frühzeitiges Erschöpfen der Ressourcen der Akupunktur (hier der Vorräte an POMC die bereitgestellt werden können) zu vermeiden. Die Pause sollte allerdings auch nicht zu lange dauern, da sonst die provozierten Endorphin-Spiegel immer wieder zu stark absinken .

- Nach unserer Erfahrung ist ein Abstand von 30 – 60 Minuten bis zur nächsten Nadelung sinnvoll. Je nach dem Verlauf kann man wieder mit **Dickdarm-4** weitermachen, nach Gegebenheit nur auf einer oder schon auf beiden Seiten.

- Die danach folgende Pause sollte man, falls es der Fortschritt der Geburtssituation erforderlich macht, für Einlauf und Bad nutzen.

- Stellen sich keine weiteren Fortschritte ein, kommt es im Gegenteil vielleicht sogar zu einem Rückgang der Wehentätigkeit, so kann man ohne weiteres alle Nadeln ziehen und die Patientin erst wieder beim erneuten Auftreten von Wehen weiter nadeln.

- Läuft die Geburt hingegen weiter, so kann bei fortschreitender Wehentätigkeit auf eine Elektrostimulation übergegangen werden. Hierfür eignen sich die Punkte am Bein, die allerdings ein Liegen der Patientin notwendig machen. Idealerweise läßt sich dieses mit dem CTG-Schreiben zeitlich korrelieren, so daß zusätzliche Liegezeiten nicht unbedingt erforderlich werden.

- Das CTG wird übrigens in keiner Weise durch die oben beschriebe Elektrostimulation gestört. Die Wehenschreibung erfolgt über einen Druckaufnehmer, die Herztonaufzeichnung durch Ultraschall, welche beide durch den Strom nicht gestört werden. Selbst beim Anlegen einer Kopfschwartenelektrode kann weiter elektrostimuliert werden, auch wenn eine kontinuierliche Kardiographie erfolgt, da auch diese durch den minimalen, nur batteriestarken Strom in keiner Weise gestört wird.

- Dieses Procedere muß unter der Geburt beibehalten werden. Wichtig ist, daß der Ablauf „Stimulation-Pause-Stimulation-Pause-Stimulation-Pause" nicht gestört wird. Nur so kann die mit Akupunktur erreichbare Schmerzlinderung ausreichend provoziert werden. Dies ist jedoch nicht immer in ausreichendem Maße möglich.

- Akupunktur ermöglich Schmerzlinderung bei einer normalen, spontanen, komplikationslosen Geburt. Akupunktur ist jedoch nicht in der Lage, Wehenstürme zu beseitigen, pathologische Lagen zu verändern oder relative Mißverhältnisse aufzuheben. Deshalb muß der Patientin bei der Vorbereitung deutlich gemacht werden, daß ein Umsteigen von der Akupunktur zu anderen schmerzstillenden Maßnahmen, z.B. einer Dolantin-Spritze oder einer Periduralanästhesie, selbstverständlich jederzeit möglich, manchmal auch nötig ist.

- Je weiter die Geburt voran schreitet, und je näher man einem möglichen Mitpressen der Patientin kommt, umso eher kann man davon ausgehen, daß die Nadelung keine Schmerzlinderung mehr bedeutet, da die körpereigenen Regulationsvorgänge nun ihr Maximum erreicht haben. Deshalb ziehen wir in der Phase des aktiven Mitpressens der Patientin alle Nadeln, damit durch die jetzt heftigere körperliche Bewegung keine unbeabsichtigten Schäden entstehen können.

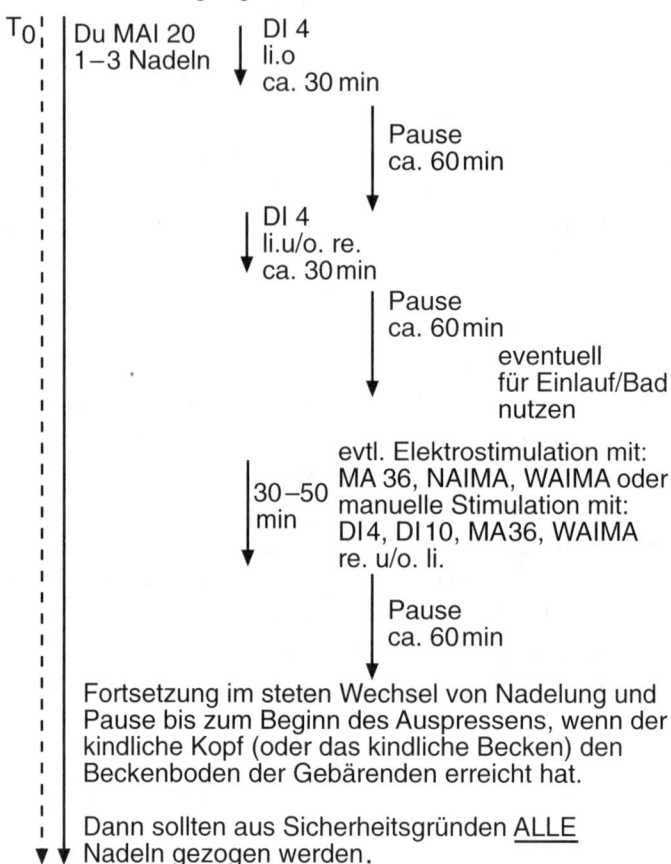

Schematische Darstellung eines Geburtsverlaufes
unter Akupunktur

Zeitverlauf der Geburt

nach Erledigung der Aufnahmeformalitäten

T_0 | Du MAI 20 ↓ DI 4
       | 1–3 Nadeln   li.o
       | ca. 30 min

Pause
ca. 60 min

DI 4
li.u/o. re.
ca. 30 min

Pause
ca. 60 min
eventuell
für Einlauf/Bad
nutzen

30–50 min
evtl. Elektrostimulation mit:
MA 36, NAIMA, WAIMA oder
manuelle Stimulation mit:
DI 4, DI 10, MA 36, WAIMA
re. u/o. li.

Pause
ca. 60 min

Fortsetzung im steten Wechsel von Nadelung und
Pause bis zum Beginn des Auspressens, wenn der
kindliche Kopf (oder das kindliche Becken) den
Beckenboden der Gebärenden erreicht hat.

Dann sollten aus Sicherheitsgründen ALLE
Nadeln gezogen werden.

11 Spezielle geburtshilfliche Probleme

11.1 Akupunktur zur Plazentalösung

In der gängigen Akupunkturliteratur findet man Hinweise darauf, daß die
Plazentalösung mit Akupunktur beschleunigt werden könne. Häufig angegeben werden die Punkte Niere 16, jeweils rechts und links vom Nabel
auf dem Nierenmeridian gelegen. Merkwürdigerweise geben viele Auto-

ren eine Nadelung von kranial nach kaudal an, obwohl aus traditioneller Sicht ein Nadeln in Meridianrichtung in diesem Fall von kaudal nach kranial erfolgen müßte. Die 2 cm schräg in die Bauchdecke eingeführte Nadel liegt auch bei einer extrem schlanken Patientin unmittelbar post partum mit Sicherheit im subkutanen Fettgewebe.

Es fällt uns schwer, hieraus eine physiologische Erklärung abzuleiten. Um den Effekt dennoch unabhängig zu überprüfen, haben wir 1995/96 mit einigen großen Kliniken eine prospektive randomisierte Studie durchgeführt, mit der wir versucht haben, die Thesen zu bestätigen oder zu verwerfen (50). Wir konnten nachweisen, daß bei prospektiv randomisierter Anwendung eine Beschleunigung der Plazentalösung sowohl bei nicht fest sitzender als auch bei fest sitzender Plazenta **statistisch nicht nachweisbar** ist (n=849!). Daß kein Effekt bezüglich der Plazentalösung erreichbar ist, läßt sich auch durch die Tatsache belegen, daß schlichtes Zuwarten, bei einer nicht blutenden Plazenta, zur gleichen Lösungshäufigkeit führt (50).

Akupunktur zur Plazentalösung

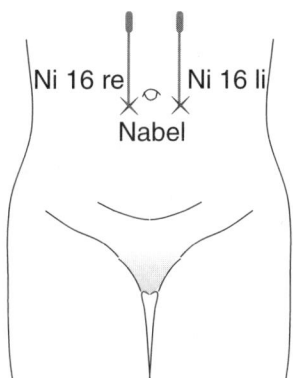

11.2 Akupunktur zur Wendung einer Beckenendlage

Die Wendung der Beckenendlage zu einer geburtsgünstigeren Schädellage ist ebenfalls Thema zahlreicher Arbeiten. Grundsätzlich mangelt es an sauberem statistischen Material. Ein Versuch zur Prüfung dieser Behauptung müßte prospektiv randomisiert die Wendungsmöglichkeiten untersuchen. Diesbezüglich sind mir nur die Arbeiten von Schuler bekannt (39), der jedoch in seinem Buch auf Seite 78 eindeutig festhält: „Auch wir konn-

ten **in Einzelfällen** immer wieder Wendungen aus Beckenendlagen beobachten, auch wenn wir eine derart hohe Erfolgsquote (gemeint sind 90,3
% einer unbekannten chinesischen Quelle) nicht erreichten".

Eine multizentrische Studie mit prospektiv randomisiertem Versuch und
großen Zahlen könnte Klarheit bringen.

Aus psychologischen Gründen ist es oftmals sinnvoll, einer Mutter mit
Beckenendlagen-Kind vermitteln zu können, daß sie alles getan hat, um
eine spontane Geburt zu ermöglichen. Aus diesem Grunde haben wir keine Bedenken, die Methode der werdenden Mutter anzubieten. Schon al-
leine das Gefühl, alles getan zu haben, läßt oftmals eine deutliche Beruhi-
gung im vorgeburtlichen Zeitraum erreichen.

Moxibustuion zur Wendung einer
Beckenendlage

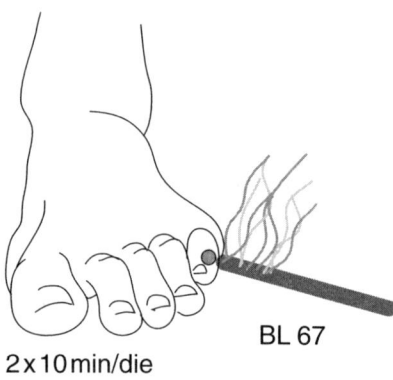

BL 67

2 x 10 min/die

- Idealerweise sollte sich die Patientin in den Vierfüßlerstand begeben. So
  kann es nicht zu einem Cava-Syndrom kommen, wie es bei der Positio-
  nierung in der indischen Brücke durchaus der Fall sein kann.

- Als Partnerübung zu Hause kann die Moxa-Zigarre zweimal täglich für
  10 Minuten an den Punkt Blase-67 gebracht werden, so daß dieser für
  die Patientin spürbar erwärmt wird. Deutliche Kindsbewegungen sollen zu spüren sein, wie dies bei Schuler (39) beschrieben wird.

12 Indikationen in Schwangerschaft und Wochenbett

12.1 Raucherentwöhnung

Zur Raucherentwöhnung mit Hilfe von Akupunktur läßt sich einiges aus physiologischer und aus psychologischer Sicht sagen. Wie man aus den weiteren Ausführungen erkennen wird, lege ich besonderen Wert auf eine **Verstärkung der vorhandenen Motivation,** wenn auch schon jetzt definitiv festgehalten werden soll, daß die Suchtentwöhnung insgesamt durchaus nicht als reine Plazebotherapie betrachtet werden kann.

Die neuere Forschung zum Suchtgeschehen zeigt uns, daß im Bereich des mesolimbischen Systemes, vor allem im Nucleus accumbens, ein dopaminerges System vorhanden ist, welches durch β-**Endorphin** und **Dynorphin** beeinflussbar ist. ß-Endorphine erhöhen die Doparminfreisetzung im Nucelus accumbens und fördern damit ein eher positives Körpergefühl, während eine Erniedrigung des Dopamin-Spiegels, hervorgerufen durch Dynorphin, aversive Wirkungen auslösen kann (51).

Aus dieser Erfahrung heraus haben wir im Umgang mit Schwangeren folgendes Procedere entwickelt:

- In der Regel ruft die Patientin in der 8.-12. SSW an und erkundigt sich nach der Möglichkeit, ihren Zigarettenkonsum durch Akupunktur einzustellen. Sie ist hochmotiviert, da sie werdendes Leben in sich trägt und dessen Schädigung durch das Rauchen kennt. Oftmals fehlt nach eigenen Angaben nur ein kleiner „Kick", um sich das Rauchen endgültig abzugewöhnen.

- Diese vorhandene Motivation nutzten wir aus und lassen sie zunächst bewußt „reifen". Früheste Termine zur Rauchentwöhnung vergeben wir nach 2 – 3 Wochen. Die Patientin bekommt die Zusatzinformation, daß sie 24 Stunden vor der ersten Akupunktur nicht rauchen darf. Die oftmals erstaunte Rückfrage, warum dies den notwendig sei, wird damit beantwortet, daß erst dann die entspannende Wirkung der Akupunktur bemerkbar wird.

- Die Glaubwürdigkeit der Akupunktur zur Rauchentwöhnung muß durch das Erheben eines entsprechend hohen Obulus (mindestens 50 DM) gestützt werden. „Umsonst" angebotene Akupunkturen lösen bei Patienten oftmals die Assoziation einer doch nicht sinnvollen Therapie aus.

• Wir nadeln zweimal im Abstand von einer Woche, Du-Mai-20 und Dickdarm-10, mit dem zusätzlichen Angebot, daß wir bei entsprechender Notwendigkeit auch gerne zu einer weiteren Akupunktur in der dazwischen liegenden Zeit bereit sind.

12.2 Hyperemesis

Ein typisches Problem der frühen Schwangerschaft ist die Hyperemesis. Akupunktur kann hier sowohl über endorphinerge als auch kortikoide Mechanismen nachvollziehbar pharmakologisch ein antiemetische Wirkung ausüben. Hinzu kommt die bekannte Tatsache, daß Hyperemesis oftmals mit psychopathologischen Vorgängen verknüpft ist, so daß auch dem Plazeboeffekt hierbei keine unerhebliche Rolle zukommt.

• Um der meist sehr sensiblen Patientin keine zu heftige Nadelmißempfindung zuzumuten, bleiben wir hier bei einer Nadel im Punkt Du-Mai-20 und einer Nadel bei Dickdarm-10.

• Dies kann im ambulanten Bereich 3 x pro Woche stattfinden, bei Patientinnen, die stationär aufgenommen werden müssen, steht selbstverständlich der Ausgleich des Elektrolyt- und Kalorienhaushalts im Vordergrund. Akupunktur kann jedoch auch hier unterstützend eingesetzt werden.

12.3 Schmerzen in der Schwangerschaft

Grundsätzlich muß die schulmedizinische Abklärung der Ursachen im Vordergrund stehen. Dann kann man Schmerzen innerhalb der Schwangerschaft sehr gut mit Akupunkturtherapie angehen, da vor allen Dingen die unerwünschten Wirkungen einer medikamentösen Therapie nicht in Kauf genommen werden müssen.

• Idealerweise sollte man, um die Schmerzen relativ rasch lindern zu können, Dickdarm-4-Nadelungen durchführen.

• Häufigkeit und Intensität der Nadelung richten sich nach der Schmerzsymptomatik.

12.4 Rückenschmerzen

Ein spezielles Problem in der Schwangerschaft stellen die oft dort erstmals auftretenden lumboischialgieformen Beschwerden dar. In den allermeisten Fällen kann man die Lumbalmuskulatur bretthart tasten, was die Vorzüge der Elektrostimulation bei den Punkten Blase 25 bis 27 deutlich macht (s. S. 60 f u. 51).

Die parallel laufende schulmedizinische Abklärung zum Ausschluß anderer Ursachen, wie z.B. Bandscheibenvorfall, muß auch hier selbstverständlich sein.

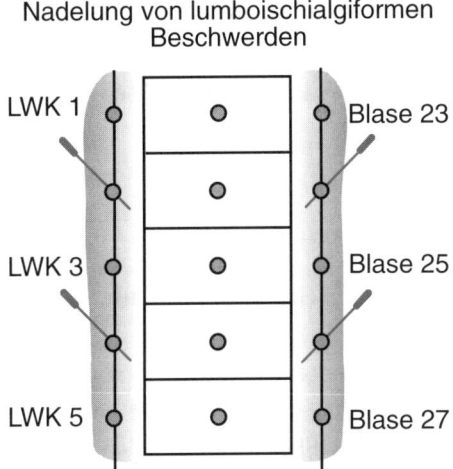

Nadelung von lumboischialgiformen
Beschwerden

LWK 1 — Blase 23

LWK 3 — Blase 25

LWK 5 — Blase 27

12.5 Narbenschmerzen

Ein weiteres spezielles Kapital stellen Narbenschmerzen dar. Bei wachsendem Bauch, gerade in der Schwangerschaft, kommt es häufig zu unklaren Beschwerden im Bereich alter Sectio- oder Appendektomienarben.

Hier weiche ich von der bereits beschriebenen tiefen Muskulaturnadelung ab und plaziere die Nadeln im Bereich der Narbe **intra- und nur knapp subkutan,** mit dem eindeutigen Ziel, eine Hyperämisierung in diesen Bereich zu erzielen. Die lokale Gewebsreaktion, welche bei einer Nadelung immer zu beobachten ist (Abb. 26), wird durch die Ausschüttung von Histamin und anderen Gewebsprozessoren verstärkt. Oftmals reicht eine solche lokale Hyperämisierung, welche ansonsten auch mit entsprechenden Salben erreicht wird aus, um die Narbenschmerzen zu bessern.

Es sollte selbstverständlich sein, daß dies nur für alte Narben gilt. Frische Narben nach einer Sectio oder anderen Operationen sollten nicht angestochen werden.

Zusätzlich kann man selbstverständlich Du-Mai 20 und Dickdarm 4 nadeln, um den Schmerz zu lindern.

12.6 Leichte, vorzeitige Wehen

Leichte vorzeitige Wehen lassen sich oftmals sehr positiv, aufgrund der sedierenden und relaxierenden Wirkung der Endorphine und Kortikoide, mit Akupunktur beeinflussen. Um die meist sensible Patientin wirklich sanft zu behandeln, verwenden wir primär Dickdarm 10 und DU MAI 20. Selbstverständlich wird die Akupunktur jedoch nicht bei tokolysepflichtigen Wehen eingesetzt.

12.7 Wochenbettbeschwerden

Hier stehen vor allen Dingen **Stillprobleme** im Vordergrund.

- Eine direkte Anregung der Milchbildung ist mit Akupunktur nicht möglich. Über endophinerge Mechanismen kann zwar die Provokation einer Prolaktinausschüttung erreicht werden, dies reicht jedoch aus pharmakologischer Sicht nicht aus, um zu einer nachhaltigen Steigerung des Milchflusses zu kommen.

- **Schmerzen** beim Milcheinschuss oder auch Schmerzen beim Stillen sind dagegen sehr dankbare Einsatzmöglichkeiten. Man sollte dabei bedenken, daß ein Akupunkturbeginn etwa eine halbe Stunde vor dem Stillen der Patientin deutlich mehr Linderung verschafft, als wenn die Akupunktur erst nach eingetretenem Schmerz begonnen wird. Dies ist natürlich nur dann möglich, wenn die Stillzeiten in etwa festliegen. Ein self-demand-feeding mit sehr unregelmäßigen Zeiten läßt eine solche Therapie leider nicht gezielt zu. Da es meist ein durchaus kräftiger Schmerz ist nadeln wir gleich DU-MAI 20 und Dickdarm 4 (evtl. sogar beidseits).

- Narbenbeschwerden und Schmerzen nach einer Sectio können ebenso wie der Rückbildungsschmerz mit der Akupunktur bei Dickdarm 4 behandelt werden.

13 Weitere Indikationen aus Gynäkologie und Allgemeinmedizin

Auf der Grundlage dieser Einführung läßt sich relativ leicht ein Einsatz der Akupunktur bei anderen Erkrankungen ableiten. Dabei muß immer beachtet werden, daß die Akupunktur körpereigene Vorgänge stimuliert, und deswegen nicht mit einer direkten, hochdosierten pharmokologischen Therapie zu vergleichen ist.

- So liegt die Domäne der Akupunktur in der **Prävention weiterer Anfälle** von **Migräne, Asthma** oder **Neurodermitis,** nicht in der Akutbehandlung solcher Zustände.

- Eine Patientin mit **Dysmenorrhoen,** wird man in der Zeit vom Ende der Periode bis in die neue Periode hinein nadeln, um eine möglichst günstige Ausgangsposition am Beginn der zu erwartenden Beschwerden zu haben.

- Ein **Asthma-Patient** sollte internistisch so gut eingestellt sein, daß er keine Schwierigkeiten beim normalen Atmen hat. Aus dieser Position heraus kann dann durch konsequentes und langanhaltendes Nadeln gemeinsam mit dem Internisten versucht werden, einen günstigeren, vielleicht medikamentenreduzierten Zustand zu erreichen. Wichtig ist es, dem Patienten von vornherein die Aufwendigkeit einer Akupunkturtherapie vor Augen zu führen, damit er trotz aller Freude über eine nebenwirkungsfreie Behandlungsmethode auf die notwendige Compliance ausreichend vorbereitet wird.

- **Neurodermitis** und **Psoriasis** aus dem Bereich der Hauterkrankungen eignen sich ebenfalls sehr gut, um eine Akupunktur unterstützte Therapie anzubieten. Selbstverständlich gilt auch hier der Grundsatz, daß es sich nicht um einen akuten Schub der entsprechenden Erkrankung handeln sollte, da hier die schulmedizinischen Möglichkeiten, allen voran die hochdosierte Cortison-Gabe sicherlich im Vordergrund stehen. Sind die Hauterscheinungen gebessert, kann man mit einer Akupunkturbehandlung beginnen, die von vornherein als langfristige Therapie angesetzt sein muß. Beginnend mit DU-Mai 20 und Dickdarm 10 kann man sich bis zu einer Dickdarm 4-Stimulation über Magen 36 arbeiten, um dann in Zusammenarbeit mit dem Patienten die Häufigkeit der Nadelung langsam zu reduzieren. Auch hier sollte der Verlauf der Maßstab für die Anzahl der Behandlungssitzungen sein. Grundsätzlich beginnen wir mit dem bereits beschriebenen Schema von 3 Sitzungen pro Woche in den ersten drei Wochen.

- **Migräne** kann sicherlich zu den Hauptindikationen der Akupunkturbehandlungen gezählt werden . Die Behandlung des akuten Anfalles mit DU-Mai 20 und Dickdarm 4 bds. ist zwar sicherlich möglich, in den meisten Fällen aber nicht unbedingt besonders erfolgreich. Besser ist es auch hier, im anfallsfreien Intervall mit der Nadelung zu beginnen und sich ein Verlängern der anfallsfreien Intervalle zum Ziel zu setzen. Merkt der Patient erst einmal, anhand objektiver Kriterien (z.B. Schmerztagebuch), daß eine Ausdehnung der anfallsfreien Intervalle durch Akupunktur möglich ist, bleibt er auch für eine evtl. intensivere, als Langzeitbehandlung angelegte Akupunktur im Behandlungsrhythmus.

- Auch bei **Gelenkbeschwerden,** z.B. bei **rheumatischen Erkrankungen,** gilt der Grundsatz der besseren und erfolgreicheren Therapie im symptomarmen Intervall. Dabei ist es selbstverständlich streng verboten, in die entzündeten Gelenke mit der Akupunkturnadel zu punktieren.

- Der allergische **Heuschnupfen** ist besonders dann gut angehbar, wenn der Patient die Ausbruchszeit kennt. Es empfiehlt sich im Sinne einer Prophylaxe und einer Verbesserung der körpereigenen Abwehr etwa 4 Wochen vor dem erwartenden Termin mit einer Akupunktur zu beginnen. Ich nadele hier 3 x pro Woche konsequent in die Heuschnupfenzeit hinein. Sollte es beim ersten Versuch nicht gelingen, den Heuschnupfen ganz zu unterdrücken, so sollte man im nächsten Jahr mit einer täglichen Nadelung über diesen Zeitraum beginnen.

- **Schlafstörungen** lassen oft schon mit einer einfachen Nadelung von DU-Mai 20 günstig zu beeinflussen. Bewährt hat sich dies insbesondere im Bereich der stationären Behandlung, bei der zu den sonstigen, auch zu Hause auftretenden Schlafstörungen, noch die ungewohnte Umgebung des Krankenhauses als ein die Schlafstörungen begünstigender Faktor hinzu kommt. Statt der üblicherweise angebotenen Schlafmittel kann hier etwa eine halbe Stunde vor der Bettruhe DU-Mai 20 gesetzt werden. Sollte dies nicht ausreichen und kein entsprechendes Kribbel- oder Druckgefühl auf dem Kopf auslösen, kann man beim zweiten oder dritten Male auch entsprechend zwei oder drei Nadeln setzen.

- Die **Infertilität** des Mannes muß selbstverständlich auch schulmedizinisch behandelt werden. Zusätzlich hat sich jedoch die ausgleichende und mild sedierende Wirkung der Akupunktur als erfolgreich erwiesen. Hat sich ein Paar zu einer solchen Behandlung entschlossen, so verlange ich in der Regel auch, daß während der Zeit der Akupunkturbehandlung (in der Regel 3 Monate) kein Spermiogramm angefertigt wird, um auf diese Art und Weise auch den „Leistungsdruck" vom Patienten zu nehmen.

• **Tinnitus** und **Hörsturz** aus dem Hals-Nasen-Ohren-Bereich sind ebenfalls gut mit der Nadel beeinflussbare Krankheitsbilder. Auch hier gilt es möglichst konsequent zu nadeln, so daß in der Regel gerade beim Tinnitus der Patient zunächst für 3 Wochen täglich zur Akupunktur erscheinen muß.

Bei all den zuletzt genannten Indikationen, bei denen keine spezielle Punkte-Kombination genannt wurde, gilt, das Prinzip: Von der schwächeren zur stärkeren Stimulation, von der höherfrequenten zur nieder frequenten Anwendung. Insgesamt muß sich der Akupunkteur immer fragen, ob er einen eher sensibleren Patienten vor sich hat, bei dem er zunächst mit einer Stimulation beginnt, oder ob in Abwägung der Beschwerden auch gleich eine etwas stärkere Stimulation sinnvoll ist.

Anhang

Im Anhang werden einige Formulare und Aufklärungsschriften des Autors abgebildet.

1. Die **Patienteninformation** hat sich für diejenigen Patienten bewährt, die zwar von Akupunktur gehört , aber kaum eine Vorstellung davon haben.

2. Der **Aufklärungsbogen** ist für den Gebrauch in der Praxis gedacht, eine spezielle Einwilligungserklärung für den Einsatz der Akupunktur im stationären Bereich oder unter der Geburt ist nicht notwendig, Akupunktur wird dort wie eine Injektion gewertet. Das mündliche Einverständnis der Patienten ist ausreichend.

3. Der **Informationsbrief für niedergelassene Kollegen** hat sich dann bewährt, wenn gynäkologisch-geburtshilfliche Abteilungen die Akupunktur neu als alternative Therapieform anbieten wollen. Er ermöglicht es den niedergelassenen Kollegen, auf entsprechende Fragen der Patientinnen, stets ausreichend antworten zu können.

4. Schließlich ist ein ausformulierter **Antrag für eine Kostenübernahme durch die Krankenkasse** beigefügt, der als Muster dienen kann.

5. **Kliniken,** an denen geburtshilfliche Akupunktur nach dem AKU-NATAL Programm durchgeführt werden.

Anhang 1: Patienteninformation zur Akupunktur

Die Anfänge der Akupunktur reichen nach chinesischer Darstellung angeblich bis in die Jung-Steinzeit (ca. 4000 v.Chr.) zurück. Die heute bekannte Geschichte des chinesischen Volkes beginnt allerdings erst um etwa 1800 bis 1600 v. Chr. Man soll schon damals beobachtet haben, daß umschriebene Bezirke der Haut eine erhöhte Empfindlichkeit bei bestimmten Erkrankungen zeigen. Eine Reizung dieser Hautbezirke durch Betasten, Massage oder Nadelreiz soll Einfluß auf die vorliegende Erkrankung gehabt haben. Historisch belegt sind diese Angaben nicht. Die neuere Forschung legt den Beginn der Akupunktur auf etwa 90 v. Chr.

Die Akupunktur wuchs als Teil-Heilkunst im Rahmen der Entwicklung der gesamten chinesischen Medizin. Die ersten schriftlichen Hinweise stammen aus der Zeit um ca. 90 v. Chr. Das wichtigstes Element der traditionellen chinesischen Medizin war die Arznei-Droge. Akupunktur hatte nicht den Stellenwert, der ihr heute zugemessen wird. In neuerer Zeit wird sie wieder sowohl in China als auch in den westlichen Ländern intensiv erforscht und mit Methoden und Erkenntnissen der modernen „Schulmedizin" auf wissenschaftlich anerkannte Fundamente gestellt.

Akupunktur ist Teil einer „Ganzheitsmedizin", in deren Mittelpunkt das Interesse um das „Gesamtbefinden" des Patienten steht. Eine eingehende körperliche Untersuchung und Ursachenerforschung mit Hilfe der modernen „Schulmedizin" bei Erkrankungen ist deshalb eine unabdingbare Voraussetzung für den verantwortungsvollen und erfolgversprechenden Einsatz der Akupunktur zur Behandlung.

Akupunktur wirkt nach unserem heuten Wissen durch eine **Stimulation körpereigener Prozesse.** So werden z.B. Schmerzlinderung und Entzündungshemmung mit körpereigenen Stoffen (Hormonen) gefördert. Wissenschaftlich belegt ist auch die direkte Verbindung von inneren Organen und Körperregionen mit bestimmten Hautbezirken. Diese Verbindung besteht aus Nervenfassern. Es ist auch unbestritten, daß man bei der Reizung bestimmter Punkte auf der Haut körpereigene Vorgänge in zugeordneten Organen und Regionen beeinflussen kann.

Der große Vorteil der Akupunkturbehandlung ist die **nahezu nebenwirkungsfreie Behandlung** im Gegensatz zur Therapie mit herkömmlichen Medikamenten. Diese werden dadurch nicht überflüssig, können aber oftmals reduziert oder gar vermieden werden.

Anhang 2: Entwurf eines Aufklärungsbogens zur Behandlung mit Akupunktur

_____

(Vorname)   (Name)

Ich wurde heute von Frau/Herrn _____ über folgende Sach-
verhalte zur Akupunkturtherapie aufgeklärt.

1. Akupunktur ist eine in der westlichen Medizin noch nicht uneingeschränkt anerkannte Behandlungsmethode.

2. Die Kosten werden von Privat-, Ersatz- und Pflichtkassen auf Antrag
   (vor Behandlungsbeginn zu stellen !) im Einzelfall oftmals erstattet.

3. Für die Behandlung kann keine „Erfolgsgarantie" übernommen werden.

4. Es werden nur sterile Einmal-Nadeln verwendet, um eine mögliche In-
   fektionsgefahr auszuschließen.

5. Vor jeder Akupunkturbehandlung wird eine eingehende körperliche
   Untersuchung und eine eingehende Beratung durchgeführt. Die Kosten hierfür werden nach der Gebührenordnung für Ärzte (GOÄ) be-
   rechnet.

6. Häufigkeit und Dauer einer Behandlung richten sich immer nach dem
   Beschwerdebild des Patienten.

7. Eine Sitzung dauert jeweils ca. 35 bis 45 Minuten.

8. Die Kosten für eine Sitzung betragen _____ DM. (GOÄ 269 u. 269a)

_____   _____

(Ort)   (Datum)   (Unterschrift)

Anhang 3: Informationsbrief für niedergelassene Kollegen

Absender   Datum

Adresse

Sehr geehrte Kolleginnen und Kollegen,

wie Sie vielleicht schon erfahren haben, bieten wir seit neuestem die Akupunktur als alternative Schmerzlinderungsmethode unter der Geburt an. Dies ist prinzipiell in zwei Varianten – MIT und OHNE Vorbereitung – möglich. Näheres hierzu entnehmen Sie bitte dem beigelegten Informationsblatt der Anlage, welches wir auch an die werdenden Mütter verteilen (vielleicht können Sie das Info-Blatt in Ihrem Wartezimmer aushängen).

Die Akupunktur wird unter Leitung von Frau/Herrn Dr. med. XYZ durchgeführt. Sie/Er steht Ihnen auch unter Telefon Nr. 000000 für weitere Auskünfte zur Verfügung.

Mit freundlichen kollegialen Grüßen

Chefarzt

Anhang 4: Antrag für Kostenübernahme der Krankenkasse

Absender   Datum

An Krankenkasse XY

Betr.: Antrag auf Übernahme von Kosten zur
          Akupunkturtherapie

Sehr geehrte Krankenkasse,

bei der o.g. Patientin/bei dem o.g. Patienten ist bei bekannter Diagnose

_____

eine Akupunkturtherapie indiziert.

Akupunktur hat sich wegen ihrer nachgewiesenen entzündungshem-
menden und schmerzlindernden sowie sedierenden Wirkung auch bei
dieser Erkrankung als eine nebenwirkungsfreie Therapie erwiesen, was
sich vor allen Dingen im Hinblick auf eine evtl. vorhandene Schwangerschaft positiv auswirkt. Wir bitten Sie deshalb um eine Kostenübernah-
meerklärung. Geplant sind zunächst 15 Behandlungen à 45 Minuten, für
die wir pro Behandlungssitzung _____ DM berechnen. Wir werden
Sie nach Ablauf von ca. 10 Behandlungen über den Behandlungsfort-
schritt informieren.

Mit freundlichen Grüßen

Anhang 5: Kliniken

Wir haben die im Buch beschriebene Form der Akupunktur bereits an über 200 Abteilungen für Gynäkologie und Geburtshilfe im deutschsprachigen Raum vortragen können (Stand 5/1997). Der größte Teil dieser Kliniken bietet seither eine geburtshilfliche Akupunktur nach dem AKU-NA-TAL-Prinzip an. Im Rahmen einer Studie haben wir von einem Großteil der Kliniken die Erlaubnis bekommen, sie als Referenzkliniken zu benennen. Alle anderen Kliniken, die diese Akupunktur anbieten, können von uns auf Nachfrage benannt werden. Die Liste ist deshalb nicht vollständig.

Aalen/Westfalen	St. Franziskus Hospital
Aachen	Universitäts Frauenklinik
Attendorn	Städt. Krankenhaus St. Barbara
Bergisch-Gladbach	Marien-Krankenhaus
Bielefeld	Evang. Johannis Krankenhaus
Benzheim	Heilig-Geist Hospital
Darmstadt	Städt. Kliniken
Duisburg	Bethesda Krankenhaus
Duisburg	St. Anna Krankenhaus
Frankfurt/a.M.	St. Marien-Krankenhaus
Gütersloh	St. Elisabeth Krankenhaus
Geilenkirchen	St. Elisabeth Krankenhaus
Hagen	Allgemeines Krankenhaus
Höxter	St. Ansgar Krankenhaus
Krefeld	Städt. Krankenanstalten
Langen/Hessen	Drei-Eich-Krankenhaus
Lünen	St. Marien-Hospital
München	Klinikum Großhadern
München	Kreiskrankenhaus Pasing
München	Krankenanstalt des 3. Ordens
Marburg	Diakonie Krankenhaus Wehrda
Menden/Sauerland	St. Vincenz Krankenhaus
Neustadt/a.d.Weinstraße	Städt. Krankenhaus Hetzel-Stift
Olpe	St. Martinus-Hospital

Ochtrup	Pius-Hospital
Osnabrück	Städt. Frauenklinik
Paderborn	St. Josef Krankenhaus
Rüsselsheim	Stadt Krankenhaus
Regensburg	St. Hedwig
Rüdesheim/Rh.	Josefs Krankenhaus
Siegen	St. Marien Krankenhaus
Schwäb.-Gmünd	Margariten-Hospital
Schwalmstadt	Kreiskrankenhaus Ziegenhain
Unna	Evang. Krankenhaus
Witten	Marien-Hospital
Weimar	Sophien Krankenhaus

Literatur

1. Prospekt der Deutschen Akademie für Akupunktur und Auriculomedizin e.V. Connolly Str. 26, München, 1992
2. Inserat der Deutsche Ärztegesellschaft für Akupunktur e.V. In: Deutsches Ärzteblatt (Heft 45/96, Seite 28)
3. + 4. Inserat der Forschungsgruppe Akupunktur. In: Deutsches Ärzteblatt (Heft 42/96, 4O (3.) und Heft 43/96, 34 (4.))
5. Inserat der Forschungsgruppe Akupunktur. In: Deutsches Ärzteblatt (Heft 43/96, 39)
6. Inserat des Lehrinstitutes für Akupunktur Rottenburg. In: Deutsches Ärzteblatt (Heft 44/96, 35)
7. Inserat des Ausbildungszentrums CIST. In: Deutsches Ärzteblatt (Heft 49/96, 47)
8. Unschuld, P: Die chinesische Medizin, Natur versus Chemie und Technologie, Vortrag, München 1993
9. Franke und Trauzettel: Das chinesische Kaiserreich, Fischer Verlag Frankfurt am Main, 1968
10. Bianco, L: Das moderne Asien. Fischer Verlag, Frankfurt 1969
11. Unschuld, P: Medizin in China, Eine Ideengeschichte. Verlag Beck, München 1980
12. Fu Wei-Kang: Die Geschichte der chinesischen Akupunktur und Moxibustion. In: Handbuch der Akupunktur und Auriculotherapie. Herausgeber J. Bischko, Haug Verlag, Heidelberg, 1977
13. Needham J: Wissenschaft und Zivilisation in China, Band 1, bearbeitete Ausgabe von Colin A. Ronan, übersetzt von Rainer Herbster, Suhrkamp 1984
14. Hook B, Edt.: The Cambridge Enzylopedia of China, Cambridge University Press, 1965
15. Stucks, Stiller, Pothmann, Jayasureya: Akupunktur, Lehrbuch und Atlas, Springer, Heidelberg New York 1985
16. Lehmann H. J: Allgemeine Statistik der Akupunktur-Punkte. Asiartco Verlag Berlin, 1990
17. König, G., Wankura, J.: Praxis und Theorie der neuen chinesischen Akupunktur, Mandrich Verlag, Wien, München, Bern, 1983
18. Schnorrenberg: The hundred most importent paints of Acupuncture. Freiburg 1987
19. Schmidt, R. F.: Neurobiologische Aspekte der Akupunktur und ihre Konsequenzen. DT Ärzteblatt, 07/1985, S. 413 – 416
20. Pomeranz B, und Lazo B: Elektroacupunctur suppresses a nociceptive reflex, Brain research, 452, 227 – 231 (1988)
21. Melzak und Wall: Pain mechanismus: A new Theory Science 150:971 – 979 (1965)
22. Wörz P: Pharmakotherapie bei Schmerz. In: Thomalske G. (Hrsg.) Schmerzen Weinheim (1986)

23. Schmidt R.F: Die Gate-Controll-Theorie des Schmerzes: Eine unwahrschein-
    liche Hypothese. In: Janzen R. et altera (Hrsg.) Schmerz. Thieme, Stuttgart
    1972, Seite 133 – 135

24. Mumenthaler M: Neurologie, Ein Lehrbuch für Ärzte und Studenten. Georg
    Thieme Verlag Stuttgart, 1982

25. Saller P, Hellenbrecht D: Schmerzen. Therapie in Praxis und Klinik, Marseille
    Verlag München, 1991

26. Pomeranz B: Wissenschaftliche Grundlagen der Akupunktur. In: Stucks, Stil-
    ler, Pomeranz: Akupunktur, Lehrbuch und Atlas, Berlin, Heidelberg, New
    York, 3. Auflage (1989)

27. Chang H.: Neurophysiological interpretation of acupuncture analgesie. In:
    Endeavour, New Series Volume 4, 92-96, 1980. Pergamon

28. Handwerker H.O: Physiologie und Pathophysiologie des Schmerzes. In:
    Hackenthal E. und Wörz R. (Hrsg.) Medikamentöse Schmerzbehandlung in
    der Praxis. Fischer, Stuttgart, 1985 (Seite 22)

29. Mense F: Neuroanatomische Grundlagen und physiologische Mechanismen
    der Massage. Physikalische Therapie 12/91, Seite 412 – 420

30. Schmidt R.F, Thews G: Physiologie des Menschen. Springer Verlag Heidel-
    berg, New York, 1987

31. Mayr, A: Hypothesen zum Wirkungsmechanismus von Plazeboeffekten. In:
    Drei heiße Eisen, Hrsg. Von Feiereis und Saller. Marseille Verlag München,
    1992

32. Distler W, Beck L: Hrsg. Endorphins in Reproduktion an Stress (eds.). Springer
    Verlag, Heidelberg, New York, 1990

33. Koettnitz F, Keller M, Schindler A.E: Endorphin-Kits im Vergleich. Vortrag,
    European Kong. of Gynokologie, Göttingen 1997

34. Teschemacher et al: β-endorphinimmunoreactive material in the Plasma:
    What does it mean ? In: 32.

35. Young E. et al: Pro-Opio-Melanin Cortin Biosynthesis, Processing and Secre-
    tion, functionell Implications. In: Opioids I, Handbook of Experimental Phar-
    macology, Vol. 104/1, Herz, A (Hrsg.). Springer Verlag, Heidelberg, New York,
    1993, Seite 387

36. Distler W: Human Plasma β-Endorphin Levels in Pregnant woman and in
    Newborns. In: 32.

37. Han Ji-Shing: Acupuncture and Stimulation produced Analgesia. In: Opioids
    II, Handbook of Experimental Pharmacology, Vol. 104/2, Herz, A (Hrsg.).
    Springer Verlag Heidelberg, New York, 1993

38. Baum J: Die Akupunktur, Problem der wissenschaftlichen Anerkennung und
    Einsatzmöglichkeiten. In: Deutsches Ärzteblatt 7/85, Seite 397 – 401

39. Schuler W: Akupunktur in Geburtshilfe und Frauenheilkunde. Hippokrates
    Verlag, Stuttgart, 1989

40. Lackinger I: Akupunktur zur Geburtsvorbereitung, Gynäkologie 22, 1989, Sei-
    te 90 – 95

41. Koettnitz F, Flick D, Peters F: Perinatal-Statistik unter besonderer Berücksich-
    tigung der Akupunktur am Hildegardis Krankenhaus in Mainz 1990/91, Un-
    veröffentlichtes Datenmaterial

42. Vincent C.A, Richardson P.A: The Evaluation of Therapeutic Acupuncture: Concepts and Methods. Pain 24, 1986, Seite 1 – 13

43. Beecher H.K: The powerfull placebo. In: J.A.M.A. 159, 17, Seite 1602 – 1606, 12/1995

44. Engelhardt K: Plazebos: Alternative Medizin und die Arzt-Patienten-Beziehung. In: Psychosomatische Medizin und Psychotherapie. Feiereis H, Saller R (Hrsg.) Marseille Verlag München, 1995

45. Schönhofer B.S: Stellungnahme zur Frage: Gibt es Indikationen für die Plazebotherapie in der Medizin. In: Drei heiße Eisen, Plazebotherapie. Feiereis H, Saller R (Hrsg.) Marseille Verlag München, 1992

46. Kienle S: Plazeboeffekt und Plazebokonzept – Eine kritische logische und konzeptionelle Analyse von Angaben vom Ausmaß des Plazeboeffektes – In: Der Frauenarzt 1/97, Seite 78

47. Bromm B: Pain-related components in the Cerebral Potential. In: Brom B (Hrsg.) Pain-mesurement in man. Amsterdam: Elseveir 1984, Seite 233 – 236

48. Meng A: Akupunktur-Schmerztherapie. In: Nicht medikamentöse Therapie bei Schmerz. Thomalske E (Hrsg.) Band I, Seite 271. Fischer Verlag Stuttgart, 1991

49. Heine H: Akupunkturtherapie – Perforation der oberflächlichen Körperfaszie durch cutane Gefäß-Nerven-Bündel. In: Therapeutikon 4, 238 – 244, 4/88

50. Koettnitz F et altera: Akupunktur zur Plazentalösung, eine prospektiv randomisierte Studie, noch unveröffentlicht

51. Herz A: Neurobiologische Grundlagen des Suchtgeschehens. In: Nervenarzt 66/95, Seite 3 – 14

52. Link P: Chinesische Medizin – wie sie Deutschen und Chinesen hilft. In: China Med. 6/95, Seite 62 – 63

53. Unschuld P: Chinesische Medizin. Beck Verlag, München, „Reihe Wissen", 1997

54. Koettnitz F., Baumann A., Werner, Ch: AKU-Natal – Ein Konzept zur Einführung einer physiologisch orientierten Akupunktur in der Geburtshilfe oder zur Rolle der Hebamme bei einer akupunktur begleitenden Geburtshilfe. Deutsche Hebammen-Zeitschrift, 5/97, Seite 232-234

Sachregister

Punkte-Auswahl 27, 28
Punktekombinationen 29

Q
Qi s. unter Chi 18

R
Radialispuls, Diagnostik 26
Rauch-Entwöhnung, Akupunktur zur 69
Referenzkliniken zu AKU-NATAL 81
Referenzkliniken, zur Akupunktur 81
Relativmaß, CUN 25
REN-MAI-Meridian 25
rheumatische Erkrankungen, Akupunktur bei 74
Rückbildungsschmerzen, Akupunktur bei 72
Rückenmark 34
Rückenpunkte 51
Rückenschmerzen, Akupunktur bei 71

S
Sanjiao-Meridian 23, 24
Schlafstörungen, Akupunktur bei 74
Schmerzen, bei Akupunktur 49
–, beim Stillen 72
–, in der Schwangerschaft 70
Schmerzhemmsystem, deszendierendes 35
Schmerzlinderung 30
Schmerzlinderungsfähigkeit, der Akupunktur 42
Schmerzlinderungsfähigkeit, Nachweis der 43
Schmerzreiz 32
Schmerzrezeptoren 32
Schmerzverarbeitung 32
Schmidt, Robert Franz 29f
Sedierung 30, 36f
–, mit Akupunktur 49
Sexualmedizin 9
Sexualriten 7
Shang-Yin 7
Shih-Huang-Ti 10
Si Jian, Diagnostik zur Akupunktur 26
Sozialstatus, Abhängigkeit von 43f
Speicher-Organe 20
Stillen, Akupunktur bei Schmerzen 72
Stimulationsfrequenz, der Akupunktur 42
Suchgerät, für Akupunkturpunkte 45

Suggestion, Anteil bei Akupunktur 38f
Sui-Dynastie 11
Sung-Dynastie 11

T
Tai-Chi 13, 14f
Tang-Dynastie 11
TENS 32
Thalamus 33, 34
Tinnitus, Akupunktur bei 75
traditionelle chinesische Medizin 4
transcutane-elektrische-Nervenstimulation 32
Tri-Dosa-Lehre 11
Triggerpunkte 45
Tschün s. bei CUN 25

U
Umlauf, erster 22
–, des Chi 21
–, dritter 23
–, zweiter 22
Unschuld 5, 12
Untersuchungsmethoden, vier klassische 26
Überfluß-Zustände 15

V
Vorbereitungskurs, zur Geburt 62

W
WAIMA 51, 59
–, Nadelung u. Lage 60
Wall 32
Wandlungsphasen 15ff
Wasser, Entstehung von 15
Wehen, leichte vorzeitige 72
WFAS 6
WHO 1
Wirkung, entzündungshemmende der Akupunktur 36
Wochenbettbeschwerden, Akupunktur bei 72

Y
Yin-Yang 4, 9, 13, 14

Z
Zeitablauf, bei Akupunktur zur Geburt 64f
Zungendiagnostik 26